歯科医師のためのモニタリング

編著　大井久美子
　　　河合　峰雄
　　　小谷順一郎
　　　瀬畑　　宏
　　　深山　治久

財団法人 口腔保健協会

序　文
―歯科治療時のモニタリング―

　歯科治療は，呼吸と循環に種々の影響を及ぼす．まず考えなくてはならないことは，歯科治療領域は気道の入り口であるということである．タービンの水，施術による出血，補綴物や歯，治療器具等の口腔内落下などは気道を閉塞する危険性を孕んでいる．一方，局所麻酔注射，局所麻酔薬，局所麻酔薬に添加されている血管収縮薬は循環に少なからず影響を与える．このような歯科医療現場では，モニタリングが必要欠くべからざるものになってきている．この本の特徴の一つは，歯科治療時に必要な呼吸循環のモニタリングを丁寧に解説し，モニタ機器の使用法をわかりやすく紹介したところにある．

　ところで，モニタリングというと難しい機器を用いなければ行えないと考える向きがあるのではないだろうか．もちろん，簡便に測定できるモニタ機器であっても迅速に正確な測定をするためにはそれぞれの原理に精通し，十分に使う知識と技術を持たなければればならない．そういう意味では，モニタ機器を十分に使いこなすというのは案外難しいのかもしれない．しかし，この本で扱っているモニタ機器は決して難しいものではない．ただし，重要なバイタルサインを見逃さないためには機器だけでなく五感も十分に駆使して総合的に状態を評価する姿勢がなければならない．

　このような考えの背景となったのが，厚生労働省の肝いりで策定した歯科医師の救命救急研修ガイドラインである（巻末参照）．

　これは医科救命救急部門での研修のあり方に焦点を当てたものであるが，研修といえども医療行為を伴う場合は法令を遵守し，適切に実施しなければならないので基準を設けたものである．さらに注目すべき大事な趣旨は，歯科医療の安全性および質の向上をはかるためには，歯科医師の救命救急研修は重要であるとしていることである．また，歯科医師の中で二次救命処置を含んだ高度なコース研修を指導できるものを養成し，各歯科医師会単位で行われる生涯教育にも積極的に取り入れ，緊急事態に対応することは急務であるとしている．その中で到達目標として次の5つをあげている．

1. バイタルサインの把握ができる
2. 重症度および緊急度の把握ができる
3. ショックの診断と治療ができる
4. 基本的な二次救命処置（ACLS：Advanced Cardiovascular Life Support）ができる

5．専門医への適切なコンサルテーションができる

　これらの目標を達成するためにモニタリングは重要である．また，高齢社会になり，全身疾患を有する高齢歯科患者は増加の一途を辿っている．これらの患者に安全な歯科治療を行うことは歯科医師の当然の義務といえよう．

　この本のもう一つの大きな特徴は，全身疾患合併患者の管理の実例を豊富にあげていることである．二次歯科医療機関における症例であるので，患者の負っているリスクは一次歯科医療機関の症例より大きいかもしれない．しかし，患者の異変を見逃さない目と患者の安全を守る姿勢は，どのような症例に対しても同じであることを感じ取っていただけると確信している．

　さて，今後の救命救急の目標は患者の社会復帰である．このために，自動体外除細動器（AED：Automated External Defibrillator）が一次救命処置に組み込まれた．これからは，たくさん人が集まる場所（駅，空港，娯楽施設等）や診療施設などでのAEDの設置が進むことは間違いないので，この使用法についても加えた．

　2004年8月

大井久美子

CONTENTS

目　次

- Ⅰ. モニタリングとは ……………………………………………………（大井久美子） 1
  - 1 はじめに ……………………………………………………………………………… 1
  - 2 モニタリングに必要な条件 ………………………………………………………… 1
  - 3 モニタリングの方法 ………………………………………………………………… 2

- Ⅱ. 五感を用いる方法 ……………………………………………………（大井久美子） 4
  - 1 問診 …………………………………………………………………………………… 4
  - 2 視診 …………………………………………………………………………………… 7
  - 3 触診 …………………………………………………………………………………… 7
  - 4 聴診 …………………………………………………………………………………… 8
  - 5 全身状態評価を行う意義 …………………………………………………………… 9
  - 6 五感で感ずる異常と対応 …………………………………………………………… 9

- Ⅲ. 器具を用いる方法 ……………………………………………………（小谷順一郎） 13
  - 1 血圧測定 ……………………………………………………………………………… 13
  - 2 測定方法 ……………………………………………………………………………… 18
  - 3 モニタ用心電図 ………………………………………………………（瀬畑　宏） 29
  - 4 自動体外除細動器 …………………………………………………………………… 44
  - 5 パルスオキシメータ …………………………………………………（深山治久） 47
  - 6 カプノメータ …………………………………………………………（大井久美子） 67

- Ⅳ. モニタリングの選択 …………………………………………………（河合峰雄） 74
  - 1 全身状態評価，治療内容による患者の選択 ……………………………………… 74
  - 2 一次（開業歯科），二次（病院歯科），三次（大学附属病院）医療機関でのすみ分け … 74
  - 3 どのようなモニタリングを行うか具体的な器具，方法 ………………………… 88

- Ⅴ. モニタリングの記録 …………………………………………………（河合峰雄） 105
  - 1 麻酔記録 ……………………………………………………………………………… 105
  - 2 実際の記録 …………………………………………………………………………… 107
  - 3 記録をとってよかった症例 ………………………………………………………… 134

- 〈付録1〉　歯科医師の救命救急研修ガイドライン …………………………………… 138
- 〈付録2〉　麻酔記録 ……………………………………………………………………… 143
- 索　引 ……………………………………………………………………………………… 145
- 執筆者一覧 ………………………………………………………………………………… 151

MONITORING

I モニタリングとは

1 はじめに

　生体は，動き，電気，圧，流れ，温度など，生命徴候としてさまざまな信号を発している．生命徴候とはバイタルサイン（vital signs）のことで，生体の発する，これらの信号は呼吸，血圧，脈拍，体温，意識状態の測定・評価に用いられる．バイタルサインは生命活動の状態を示す基本的な指標である．

　一方，モニタ（Monitor）とはアンテナをはりめぐらせて信号を傍受，あるいは状態を監視して危険な状態や危害を加えるものの存在を警告することである．

　全身麻酔中は患者に意識がないため，モニタをしっかりと行っていかなくてはならない．日本麻酔科学会が麻酔中モニタ指針を採用するよう勧告している．歯科治療時にはこれほど厳密なモニタは必要ではないが，モニタリングの本質が盛り込まれているので，これを基本に進めていくことにする（表 I-1）．

表 I-1　安全な麻酔のためのモニタ指針

1. 現場に麻酔を担当する医師がいて，絶え間なく看視すること
2. 酸素化のチェックについて
   1) 皮膚，粘膜，血液の色などを看視すること
   2) パルスオキシメータを装着すること
3. 換気のチェックについて
   1) 胸郭や呼吸バッグの動きおよび呼吸音を監視すること
   2) 全身麻酔ではカプノメータを装着すること
   3) 換気量モニタを適宜使用することが望ましい
4. 循環のチェックについて
   1) 心音，動脈の触診，動脈波形または脈波のいずれか一つを監視すること
   2) 心電図モニタを用いること
   3) 血圧測定を行うこと（原則として5分間隔で測定し，必要ならば頻回に測定すること．観血式血圧測定は必要に応じて行う）
5. 体温のチェックについて：体温測定を行う
6. 筋弛緩のチェックについて：筋弛緩モニタは必要に応じて行う

（日本麻酔科学会）

2 モニタリングに必要な条件

　まずは，絶え間なく看視することが大切である．ただ，歯科治療中は患者の様子を見てばかりもいられないので，これには連続性のあるモニタ機器を用いる．しかし，異変が起きたときは必ず看視をし続けなければならない（表 I-2）．

ついで，測定した値は正確でなければならない．値が正確であることを前提に状態を評価するからである．したがってモニタ機器は，常に使用できる良い状態に保っておくことが肝心である．測定値が正常範囲を逸脱しているときは測定し直すと同時に，五感を用いて素早く様子を見る．また，一つの機器だけでなく他の機器も用いて，さらに情報を得る必要があるかもしれない．これら一連の動作は迅速でなければならない．

このように，異変が起きたときは迅速に行動を起こさなければならないので，複雑な手順が必要な機器よりも簡便なものがよい．また，観血式血圧測定はカニューレを動脈に挿入しさえすれば，血圧を正確に迅速に測定することができるが，挿入に時間がかかるし，

表 I-2 モニタリングの必要条件

1. 連続している
2. 正確である
3. 迅速である
4. 簡便である
5. 非侵襲的である
6. 予見性がある

侵襲も大きい．簡便に測定できる機器としては非侵襲性のものが望ましい．動脈にカニューレを挿入するほどの侵襲ではないにしても，自動血圧計の圧迫もかなり痛いものであることも心に留めておく．

さらに，危機を予見できるようなモニタ機器があると便利である．しかし，予見の機能を機械に求めるのは難しいと思わなければならない．

3 モニタリングの方法

モニタリングに必要な条件をすべて満たしているモニタ機器は，今のところ皆無である．だからといって，非侵襲性のモニタ機器を全部装着するというのもかえって患者にストレスを与えるかもしれない．五感を十分に活用し，適当なモニタを組合せる方法がよい．また，合併症を持っている患者には，その疾患の種類や状態によってモニタ機器をあらかじめ装着しておく．

1. 五感を用いる方法

術者の五感を用いてモニタする方法で，視診，触診，聴診がこれに相当する．顔色をみる，脈拍をみる，呼吸をみるなどといった基本的な診察は，いついかなるときでも正確に行えるよう，日頃から心がけて訓練していなければならない．また，同一の患者でも日によって状態は異なるし，治療内容によっても反応が異なる．患者を診療室に入ってきたときからよく観察し，侵襲の大きい施術を行った際は，必ず五感によってバイタルサインを確認する．

また，近年訪問歯科診療が増加してきた．訪問歯科診療においては，対象が全身疾患を合併している高齢者である．しかも，歯科診療室でデンタルチェアのもとに行われる歯科診療に比較して顕著な制約を受けており，負っているリスクはかなり大きい．その上，持参できるモニタ機器にも制限がある．したがって，五感によるモニタリングは必要不可欠である．それこそ五感を研ぎ澄まして全身

状態を評価しなければならない．また，いつも傍で介護している家人や施設の職員の観察も大切である．

2．器具を用いる方法

　全身状態をモニタする機器の中で歯科治療時には，特に呼吸・循環のモニタが重要となる．モニタ機器を装着しただけで安心するのではなく，五感をよく利用して総合的にモニタすることが大切である．特に異常値がでて警報が鳴った場合，誤作動であると簡単に判断を下したり，警報の設定を甘くし直したりするのは厳に慎まなければならない．

MONITORING

II 五感を用いる方法

1 問診

1. 問診の方法

　歯科患者は全身疾患を有していても，歯科治療を受ける際に歯科医師にすべてを話すとは限らない．歯科治療を断られると思って隠したり，その疾患が歯科治療には関係ないと決め込んでいる場合があるからである．患者の気持ちをほぐし正確な医療情報を得るためには，患者との対話に重心をおいてよくコミュニケーションをはかることが大事である．それには，歯科医師が一方的に質問するのではなく，なるべく患者自身の言葉で話してもらうことである．

　しかし，患者の話だけに終始していると肝心の情報が抜け落ちていることもあるので，年代別，臓器別に整理し直して，的確に情報を取捨選択しなければならない．あらかじめ質問表に書き込んでもらい，それを参考に話をすすめるとよい結果が得られる．

2. 質問表

　質問はできるだけ簡単に，「はい」「いいえ」で答えられるものが望ましい．本人が書けない場合は付添の人に必ず書いてもらう．表II-1は1例を示した．

3. 全身疾患の既往歴，現病歴

　全身疾患がすでに完治している場合でも，発症からの経過，服用していた薬剤名を聞き出し，その薬剤の副作用や疾患再発の頻度などを知る必要がある．

　現在もその疾患に罹患している場合は，それまでの経過，現在の状態，常用薬剤の副作用と重症度を主治医に問い合わせなければならない．場合によっては初診での治療は応急手当にとどめて，十分全身状態を把握した上で慎重に対処する．内科学書を最初から読破するのも一考であるが，辞書代わりに患者の罹患している疾患をその都度調べて，日頃から疾患に対する知識を蓄積するよう心がけたい．比較的みられる全身疾患を列挙したが，これらを手がかりとして情報を収集する．

1) 呼吸器系疾患

　歯科外来を訪れる患者や在宅で歯科診療を希望する患者では重篤な状態のものはおそらく少ないであろう．しかし，疾患の再発や発作が起きることは念頭に置かなければならない．呼吸系疾患の増悪や発作は換気障害に直

II 五感を用いる方法

表 II-1 質問表

あなたの歯の治療を行うにあたって，全身的なことをお聞きしますので，各項目についてお答え下さい．秘密は厳守いたします．当院では皆さまの歯科治療を安全に行うために最善をつくしております．

1	今まで歯を抜いたことがありますか		はい	いいえ
2	歯の治療中気分が悪くなったことがありますか		はい	いいえ
3	心臓が悪いと言われたことがありますか		はい	いいえ
4	血圧が高いと言われたことがありますか		はい	いいえ
5	血圧を下げる薬を飲んだことがありますか		はい	いいえ
6	胸が痛くなって気分が悪くなったことがありますか		はい	いいえ
7	喘息（ぜんそく）と言われたことがありますか		はい	いいえ
8	結核にかかったことがありますか		はい	いいえ
9	7．8の他に肺の病気になったことがありますか		はい	いいえ
10	脳卒中になったことがありますか		はい	いいえ
11	顔や足がむくんだことがありますか		はい	いいえ
12	腎臓が悪いといわれたことがありますか		はい	いいえ
13	肝臓が悪いと言われたことがありますか		はい	いいえ
14	目や体が黄色くなったことがありますか		はい	いいえ
15	急にやせたり手足がふるえたりしたことがありますか		はい	いいえ
16	ホルモン剤を飲んだことがありますか		はい	いいえ
17	薬や注射で具合が悪くなったことがありますか		はい	いいえ
18	アレルギーがありますか		はい	いいえ
19	湿疹やアトピー性皮膚炎になりやすい体質ですか		はい	いいえ
20	糖尿病であると言われたことがありますか		はい	いいえ
21	脳の病気，精神病，神経麻痺などにかかったことがありますか		はい	いいえ
22	腰や背骨が痛んだり，ぎっくり腰になったことがありますか		はい	いいえ
23	リウマチになったことがありますか		はい	いいえ
24	いつも飲んでいる薬がありますか		はい	いいえ
	（薬品名　　　　　　　　　　　　　　　　）			
	（種類　　　　　　　　　　　　　　　　　）			
	（期間　　　　　　　　　　　　　　　　　）			
	幼児の保護者のかたへ（愛称　　　　　　　　　　）			
25	人見知りしますか		はい	いいえ
26	自分の名前を言えますか		はい	いいえ
27	大人の言う簡単な言葉がわかりますか		はい	いいえ
28	心臓が悪いと言われたことがありますか		はい	いいえ
29	喘息と言われたことがありますか		はい	いいえ
30	アレルギーがありますか		はい	いいえ
31	湿疹やアトピー性皮膚炎になりやすい体質ですか		はい	いいえ
32	血が止まりにくいですか		はい	いいえ

結するので，迅速な対応が必要となる．それぞれの疾患の重症度とそのときの患者の状態を十分把握して，治療内容，治療のタイミングをはかるべきである．呼吸機能不全の分類としては Hugh Jones の分類（表II-2）がある．

①気管支喘息
②アスピリン喘息
③慢性気管支炎
④肺気腫
⑤慢性閉塞性肺疾患
⑥肺繊維症
⑦気胸

表 II-2　Hugh Jones の分類

1度	正常
2度	軽度の息切れ 坂，階段の歩行は健常人なみにはできない
3度	中等度の息切れ 平地歩行でも健常人なみにはできないがマイペースなら歩ける
4度	高度の息切れ 休みながらでなければ50ヤード（45.72 m）以上歩けない
5度	きわめて高度 会話，軽い動作でも息切れし，外出できない

表 II-3　New York Heart Association (NYHA) 分類

I度	身体活動に制限なし
II度	軽度の身体活動制限 中等度の運動（急いで階段を登る）で心悸亢進，疲労，呼吸困難，狭心症発作
III度	著明な日常生活制限 軽い労作（ゆっくり階段を登る）でも呼吸困難出現
IV度	高度な生活制限 安静時でも症状出現

2）循環器系疾患

呼吸器系疾患と同様，この疾患に罹患している患者で重篤な状態のものは歯科治療の対象にはならない．しかし健常人とそれほど変わらない日常生活をおくることができる状態であっても，歯科治療の身体的，精神的ストレスで容易に疾患の増悪や発作を起こしやすい．

鎮静法を併用して，できるだけストレスを与えないようにすることも必要となってくる．特に，局所麻酔を用いる場合は，愛護的に注射を行い，血管収縮薬の量にも注意を払う必要がある．心臓疾患に関する心不全の重症度を判定するのに New York Heart Association（NYHA）分類（表II-3）がある．しかし，虚血性心疾患では，身体制限なしのI度であっても，急発作を起こすことがあるので状態が良いからといって油断をしてはならない．

①高血圧症
②虚血性心疾患
③心臓弁膜症
④先天性心疾患
⑤心筋症

3）脳血管障害

歯科治療を行う際は，脳血管障害の後遺症が問題となるが，脳血管障害の原因となった疾患にも注意を向ける．また，再発を起こしやすいので，できるだけストレスを与えないよう慎重に対処する．

①脳梗塞
②脳出血
③クモ膜下出血
④硬膜下血腫

4）代謝・内分泌疾患

循環器に影響の大きいものは要注意である．

①糖尿病
②Cushing 症候群
③下垂体機能低下症
④褐色細胞種
⑤Addison 病
⑥甲状腺機能亢進症
⑦甲状腺機能低下症

5）肝疾患

①急性肝炎，慢性肝炎
②肝硬変

6) 腎疾患
①ネフローゼ症候群
②急性腎炎，慢性腎炎
7) 神経・筋肉疾患
① Parkinson 病
②重症筋無力症
③筋ジストロフィー
④多発性骨硬化症

2 視診

患者が診療室に入ってくるところから観察する．患者と最初に接する際の第一印象というものは大切である．

1．顔貌

顔つきに元気がなかったり，気力がないといったことは注意すればわかるものである．浮腫があることも見逃してはならない．重大な疾患が隠れているかもしれないし，そうでなくてもストレスの大きい治療は避けたほうが無難である．

2．顔色

歯科患者の場合は，皮膚の色や症状は主に顔の部分でみる．皮膚表面の色，乾燥度，湿潤度，発疹の有無，浮腫などを観察する．皮膚が蒼白なときは貧血を疑い，他の場所も観察する（表Ⅱ-4〜6）．酸素が欠乏した状態ではチアノーゼが現れる．小児では号泣したとき強くあらわれる．女性の場合，顔に化粧を施していることが多いので注意を要する．口紅は落としてもらう．

3 触診

1．脈拍

一般には橈骨動脈の拍動に触れて，脈拍数，リズム，大きさ，緊張度などを測定する．3本の指を橈骨動脈の上に置き（図Ⅱ-1），圧力を加えてそれぞれの項目を調べる．

局所麻酔投与前後はこれらを測定し，記録に残しておくことが望ましい．また，機会が

表 Ⅱ-4　貧血の観察するところ

| 皮　　膚 |
| 眼瞼結膜 |
| 口蓋粘膜 |
| 歯　　肉 |
| 爪　　床 |

表 Ⅱ-5　チアノーゼの出やすい場所

| 耳　朶 |
| 鼻　尖 |
| 頬 |
| 口　唇 |
| 指　趾 |

表 Ⅱ-6　異常な皮膚症状

| 蕁　麻　疹 |
| くも状血管腫 |
| 黄　色　腫 |
| 黄　　　疸 |

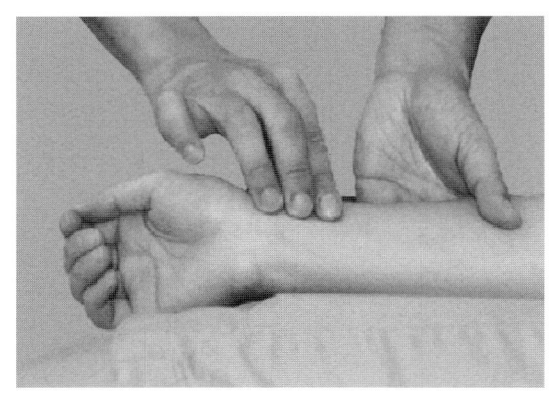

図 II-1

あれば頸動脈を触知する方法も練習しておく（図 II-2）．

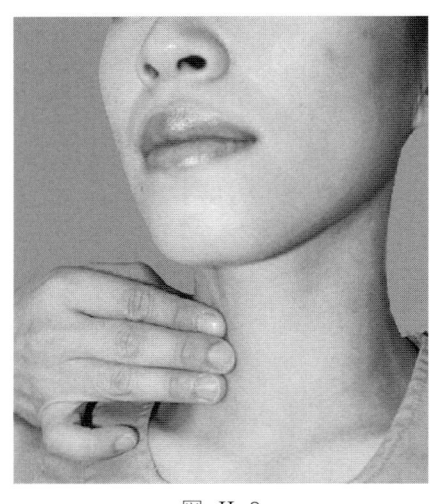

図 II-2

1）数

正常範囲は成人では 60～100 回/分，小児では 80～180 回/分である．

2）リズム

不整脈があるかどうかをみる．不整脈の種類は心電図を採取しないとわからない．

3）大きさ，緊張度

脈の大きさとは触れている指先を脈が押し上げる力のことで，脈の容積（容積脈波）に相当する．

2．呼吸

通常に呼吸をしていれば視診でわかるが，衣服の上からではわかりにくいことがある．

呼吸回数を測定するときは，胸郭あるいは腹部に軽く手をそえて換気運動を触知する．呼吸の有無を確かめる場合は，耳や頬を鼻や口元に近づけて，呼気を聴取し頬で感じたりする．

4　聴診

呼吸音は患者に深呼吸をさせながら聴診する．順序は前面から肺尖部より左右交互に下方へ聴診し，次いで背面を同様に上から聴診する．吸気時に聴かれる肺胞音，主に呼気時に強く聴かれる気管支音，右肺尖部，鎖骨下，肩甲骨部で聴かれる肺胞気管支音などを区別することは難しい．

しかし，生理的に全く聴かれない異常音としてのラ音については聞き分ける必要がある．これは，気管，気管支に分泌物や膿，血液が存在するときや，気管支壁が腫脹や痙攣を起こして気管・気管支が狭隘化したところに空気が通過するときに起きる雑音である．

Ⅱ 五感を用いる方法

5 全身状態評価を行う意義

　五感を用いてモニタすることの前に，五感を用いて全身状態評価を行わなければならない．それぞれの全身疾患のどのようなところが危険なのかを知った上で，歯科治療は全身状態が改善されてから行うのが原則である．完治することが無理なのであれば，少なくとも病気の盛んなときは避けるべきである．全身状態や疾患の問題点を知ることで，患者が負っている危険度が小さくなるわけではないが，問題意識を持ってするのとそうでないのとでは，対処の仕方に大きな差が出ることは必至である．

　術前の全身状態（physical status：PS）を総合的に評価する場合，アメリカ麻酔学会（American Society of Anesthesiology：ASA）が1963年に提唱した分類（ASA PS 表Ⅱ-7）が広く用いられている．歯科口腔外科の治療はASA PS 4あるいはASA PS 5は適応にならない．

6 五感で感ずる異常と対応

　患者の異変はどの時点でどのようにして気付くであろうか．患者自身が気分不良を告げることもあるが，いきなり意識消失することもある．絶えず患者の顔色を観察することが必要である．

　モニタ機器を装着しているときは，機器にのなかでおそらくパルスオキシメータやカプノメータがまずは異変を告げるであろう．ただちに五感を働かせて，他のモニタ機器も動員して状態を把握するが，少し余裕が出てき

表 Ⅱ-7　ASA の分類

PS 1	手術の対象となる局所的疾患はあるが，全身状態のよいもの
PS 2	軽度の全身疾患があるもの （例）コントロール良好な高血圧や糖尿病，肥満，高齢者，貧血，慢性気管支炎
PS 3	中等度から高度の全身疾患があり，日常生活が制限されているもの （例）重度の糖尿病や高血圧及び肺機能障害患者，狭心症
PS 4	生命をおびやかされるほどの全身疾患があり，日常生活が不能な者 （例）安静時でも心悸亢進，呼吸困難を伴う心疾患（NYHA分類Ⅳ度に相当）
PS 5	種々の有無にかかわらず，24時間以内に死亡すると思われるもの

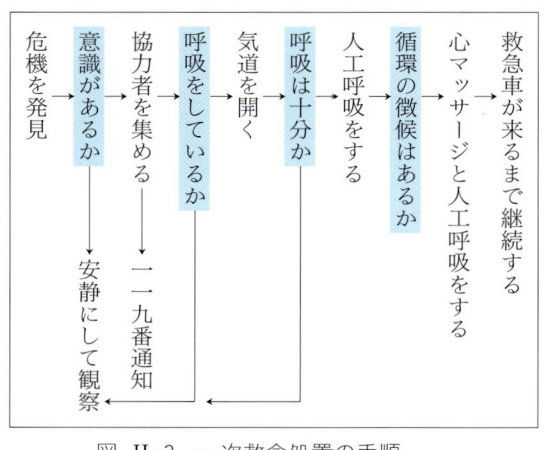

図 Ⅱ-3　一次救命処置の手順
BLS：Basic Life Support

たらこれらの機器が正しく装着されているかどうかも確かめる．意識が無ければ一次救命処置の流れ（図II-3）に乗る．全くモニタ機器を装着していないとき患者に異変が生じた場合，意識がなければただちに一次救命処置を施す（図II 4〜8）．意識がある場合は，五感を働かせながらモニタ機器を装着し，状態を観察する．この際，原因がわからないよりもわかっている方が対応しやすいかもしれない．しかし，原因がわかっていても急変した場合は救助者もパニックに陥りやすいので，救急救命処置が円滑にいかないこともある．したがって，原因を追及するあまり，いたずらに時間を費やしてはいけない．

また，すぐに対処するにしても一度に何もかもできるわけではないので，ひとつずつ落ち着いてしかも迅速に行う．その際の状況判断としては，重篤な方を先に想定しながら進めていく．

1．意識の有無

軽く肩をたたき名前を呼んでみる．名前を呼んで反応があるのを呼名反応というが，体が動くだけでなく，目を開いて反応することを確かめる．

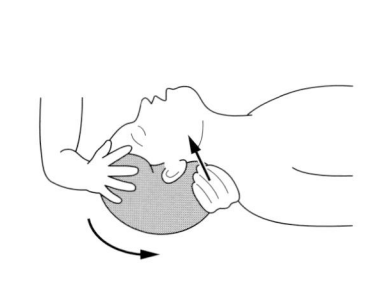

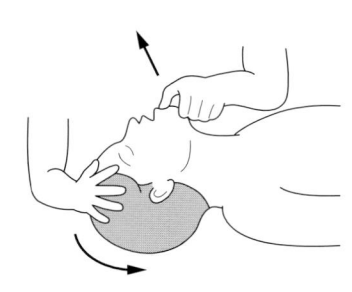

頭部後屈と頸部伸展　　　頭部後屈とオトガイ部挙上　　　オトガイ部引き上げ
図 II-4　気道確保（A：air way）

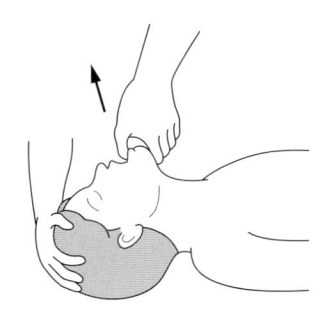

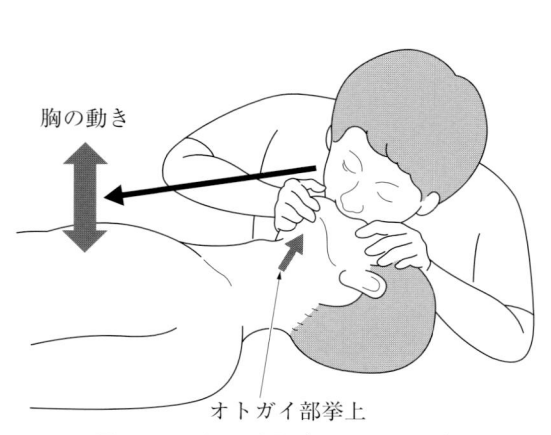

オトガイ部挙上
図 II-5　人工呼吸（B：breathing）

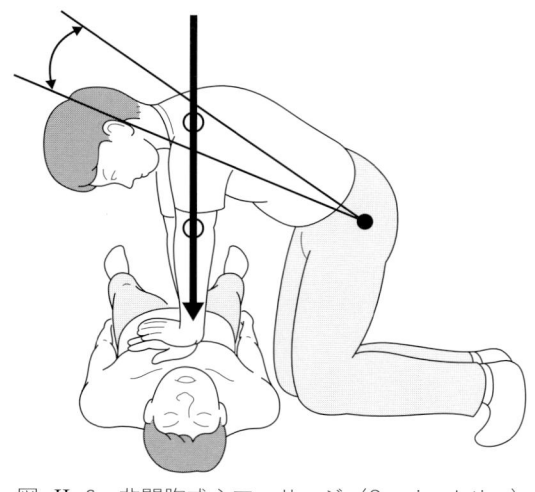

図 II-6　非開胸式心マッサージ（C：circulation）

胸の動き

Ⅱ 五感を用いる方法

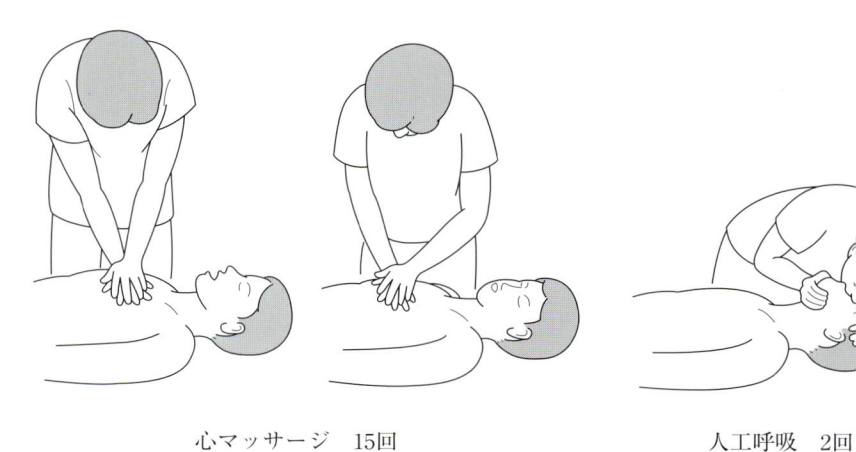

心マッサージ 15回　　　　　　　　　　　人工呼吸 2回
図 Ⅱ-7　人工呼吸と心マッサージ

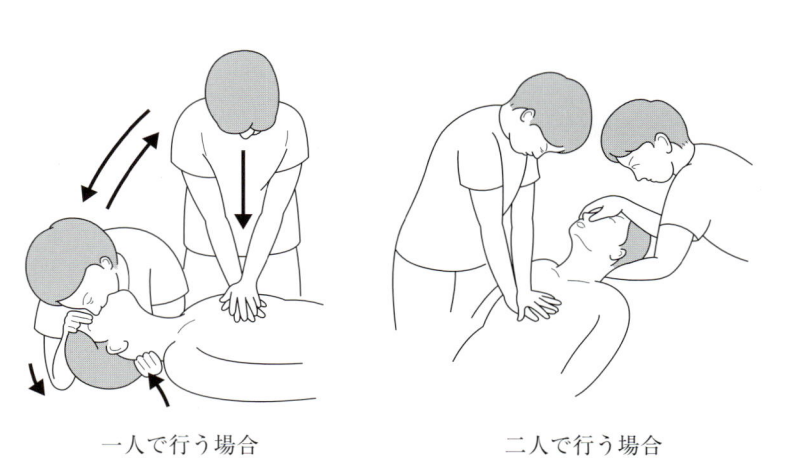

一人で行う場合　　　　　　　　　二人で行う場合
図 Ⅱ-8　人工呼吸と心マッサージ

小児の呼吸器系の特徴

小児は成人のミニチュアではない．成長・発達過程では，解剖学的にも機能的にも未成熟のところがある．代表的なものは以下の通りである．

1．腹式呼吸である
　胸筋の発育が進んでいないため，横隔膜依存の腹式呼吸である．8歳ころから胸式呼吸が加わり，成人と同じ胸腹式呼吸になるのは11歳過ぎである．

2．胸郭が柔軟である
　新生児から5歳くらいまでの胸郭は非常に柔軟で，大きな外圧が加わると容易に変形する．

3．呼吸回数が多い
　肺胞数が少ないうえに肺が狭小であるのと，単位面積当たりの酸素消費量が大きいため換気回数すなわち呼吸回数が多い．

4．鼻呼吸に有利である
　成人に比して鼻腔抵抗が小さいので鼻呼吸に有利である．

5．気道が閉塞しやすい
　乳幼児は気道が細い．気道抵抗に気道の半径の4乗に反比例するので，わずかの浮腫や分泌物で著明に増加し，容易に気道が閉塞する．

2．呼吸

呼吸の有無は胸郭の動きや，患者の呼気を救助者の耳や頬で感じて確認する．呼吸がない場合は，気道を確保する．十分に呼吸がない状態で放置していると顔色不良からチアノーゼが現れてくる．そうなる前に酸素を投与しなければならない．

逆に呼吸回数が多く，深い呼吸となる過換気状態では，顔色は良好である．この場合は酸素を投与するのではなく，紙袋などで患者の口を覆い，呼気を再呼吸させる．

3．循環

通常は橈骨動脈で脈拍を診る．収縮期血圧が 80 mmHg 以下になると触れにくくなる．頸動脈では収縮期血圧 40 mmHg まで触れるというが，どちらにしろ血圧が下降しているときは触れにくいので，あまりここで時間をとるのは得策ではない．

全く触れなければ心停止の可能性があるが，心停止には心静止，心室細動，徐脈がありこの区別は心電図を採取しなければわからない．しかし，心室細動や心室頻拍の時に限って作動する体外自動式除細動器を装着すれば，診断と治療に役立つ．常日頃から橈骨動脈で脈を触知する訓練をしておくことである．触知できれば，数，整か不整かをみて記録する．極端な徐脈や頻脈や不整脈は，血液を体の重要臓器に送り込めない状態を示している．

（大井久美子）

参考文献
1) 古屋英毅ら編：歯科麻酔学，医歯薬出版，第 6 版，東京，2003．
2) 藤原孝憲ら編：小児麻酔の基礎と臨床，真興交易医書出版，第 1 版，東京，1987．
3) 奥田六郎編：小児科学，日本医事新報社，第 1 版，東京，1979．

MONITORING III
器具を用いる方法

1 血圧測定

1. 血圧とは？

一般に血圧（blood pressure：BP）とは，心臓のポンプ作用により血管系に駆出された血液により動脈血管内壁にかける圧，すなわち動脈圧（arterial pressure）のことを意味し，収縮期（最高）血圧（systolic blood pressure：SBP），拡張期（最低）血圧（diastolic blood pressure：DBP）として表現される．

収縮期血圧は，心臓が収縮し，大動脈の出口にあたる大動脈弁が最大に解放され，左心室の動脈血が勢いよく大動脈へ駆出された時の血管内圧をいう．この場合，動脈壁は最高に緊張した状態となる．

一方，拡張期血圧は左心房から左心室へ血液が流れ込み，左心室が最大限に拡張した状態で，大動脈弁が完全に閉じ，大動脈への血液の駆出が止った状態の血管内圧である．この時，血液は毛細血管から静脈系に流れ，動脈系の圧は最も低くなる（図III-1）．

動脈圧は血管部位，特に，その大きさにより異なり，通常の血圧測定部位である大動脈から小動脈に至る間にはさほど変化がないが，細動脈（arterioles）で急峻に下降する（図III-2）．

また，収縮期血圧と拡張期血圧の差である脈圧（pulse pressure）は，心臓から駆出された直後の大動脈弓部の圧よりも大動脈，小動脈の方が大きい．

血圧の変動については，表III-1に示す5つの因子により影響を受けるが，収縮期血圧

"血圧"とは　動脈圧？　静脈圧？

一般に"血圧"と表現する場合，動脈の圧を意味するが，全身麻酔下や厳密な循環管理を要する場合には静脈の圧も測定することがある．この場合，鎖骨下静脈や大腿静脈からカテーテルを刺入し，その先端が胸腔内の右心房近傍の大静脈になるように留置する．動脈圧と異なり，きわめて低圧（5～10 cmH$_2$O）であるため圧トランスデューサや水柱マノメータを用いて測定する．これを中心静脈圧（central venous pressure：CVP）といい，右心系の情報を表す．

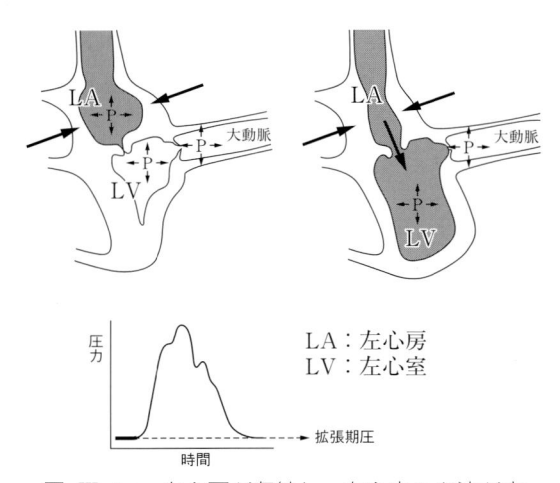

図 III-1a　左心房が収縮し，左心室に血液が充満し始める．左心室内の圧は増して行くが，左心室と大動脈との間の弁が閉じているため，この圧はまだ動脈系の方には伝わっていない．動脈系の中の圧は最も低いレベルにある（拡張期血圧）

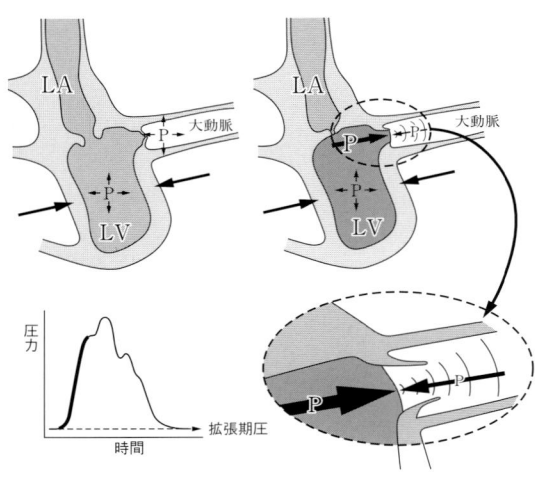

LA：左心房
LV：左心室

図 III-1b　左心室が収縮し左心室内圧は上昇する．左心室と大動脈の間の弁が開くと，異なる圧のもとにある2つの液体がお互いに混じり合う．より高い圧のもとにある液体は，ショック波という形でそのエネルギーの一部を伝達し，液体の"ひとまとまり"の移動がまだ起こらないまま下流に圧の増大が起こる

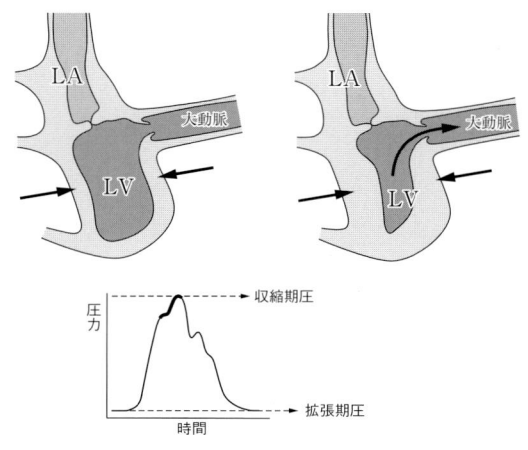

図 III-1c　左心室が収縮し血液の"ひとまとまり"が下流に向かって絞り出される．動脈および小動脈は弾力性があるのでこの時相に若干拡張し，このことが動脈圧の増加効果を緩衝する．心室が収縮を続けるのにつれて，圧は上昇して最高に達する（収縮期血圧）

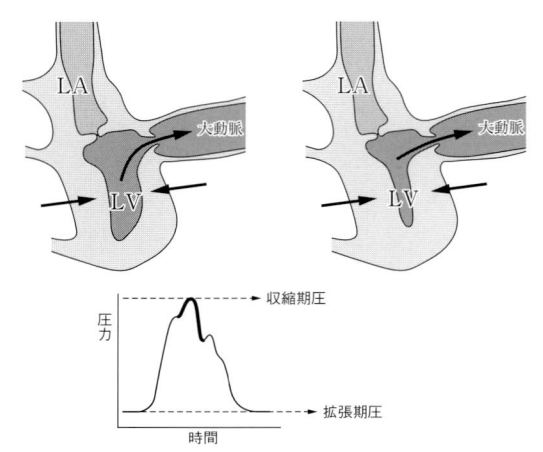

図 III-1d　左心室が完全に収縮し血液の最後の"ひとまとまり"が下流に向かって絞り出される．心室から拍出された容積が減少するにつれて圧は減っていく

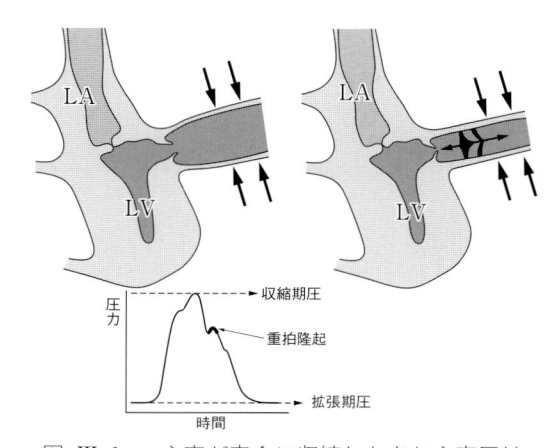

図 Ⅲ-1e 心室が完全に収縮したあと心室圧は最低にまで低下する．しかし拡張した動脈には幾らかの循環エネルギーが残っている．動脈および小動脈が収縮すると血液は，心臓の方向にも末梢の方向にも押し出される．しかし大動脈と心室の間の弁は一方向弁なので，血液が心臓の方向に戻ろうとすると大動脈弁は急速に閉鎖する．心臓の方向に向かっていた血液は，リバウンドして戻され軽度な圧の上昇を起こす．この小さな血圧の上昇は圧波形の上にみとめられ重拍隆起とよばれる

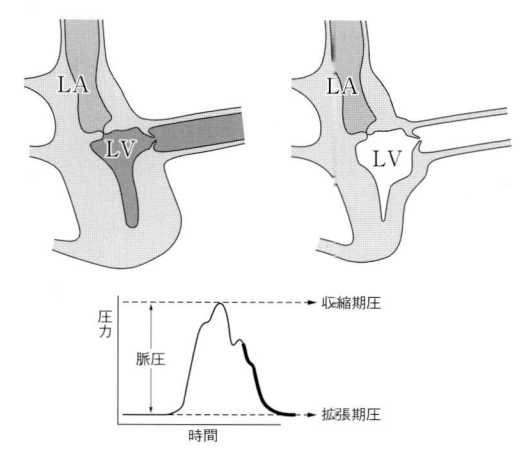

図 Ⅲ-1f 動脈および小動脈が引き続き弛緩するにつれて，下流（末梢方向）の血圧はさらに低下し最低血圧に達する（拡張期血圧）．左心室も弛緩し，大静脈および左心房からの血液のもうひとつの"ひとまとまり"が流入するのに備える．収縮期血圧と拡張期血圧の差が脈圧である

（高橋長雄：血圧の基礎知識―トノメトリー，11～16，日本コーリン，愛知，1991を一部改変）

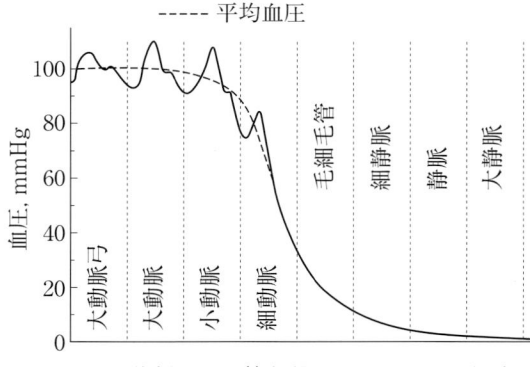

図 Ⅲ-2 体循環の血管各部における血圧の相違

表 Ⅲ-1 血圧の変動因子

1．心拍出量
2．末梢血管抵抗
3．循環血液量
4．血管壁の弾性
5．血液の粘性

に関与する因子としては，
　①心臓が送り出す血液量（心拍出量）
　②大動脈の壁のしなやかさである弾性
　③循環血液量
が影響する．心不全状態では心拍出量が減り，収縮期血圧は低下する．動脈硬化で大動脈の壁が硬くなり弾性が失われると血圧は上昇する．また，出血などで循環血液量が減ると血圧は下降することになる．

一方，拡張期血圧に関与する因子としては，
　①末梢血管の抵抗
　②血液の粘性
　③循環血液量

の影響が大きい．

肥満や糖尿病，高脂血症，ヘビースモーカーなどでは末梢血管が細くなり，血管抵抗が増加して拡張期血圧は上昇する．

歯科治療の血圧変動の原因の多くは，不安・恐怖・痛みなどによる交感神経系の緊張や迷走神経反射などの自律神経系の変調，局所麻酔薬に添加される血管収縮薬の影響など，心拍出量および末梢血管抵抗の2因子が主である．かなりの出血を伴う口腔外科手術は別としても，歯科治療下では，これら2因子以外は大きな影響を及ぼさないと考えてよい．

2．血圧は波形でイメージ

動脈圧は，心臓の収縮・拡張の心周期に対応して，一定の周期で上昇と下降を繰り返す．

橈骨動脈内へ直接カテーテルを留置して圧トランスデューサを介して圧を記録すると（図Ⅲ-3 a，b），圧脈波曲線（pressure pulse wave curve）が得られる（図Ⅲ-4）．この場合，圧脈波の最高点を収縮期血圧，最下点を拡張期血圧とする．

また，平均血圧（mean arterial pressure：MAP）は，血圧波形の時間積分のことで，

MAP＝拡張期血圧＋脈圧/3

で表され，収縮期血圧と拡張期血圧の中間値ではない．

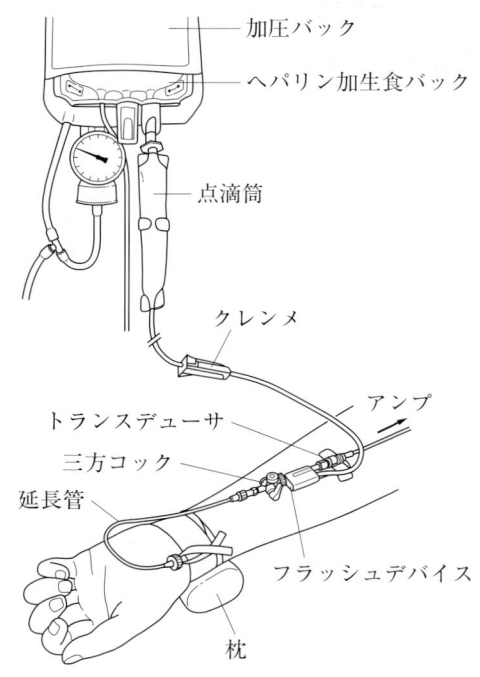

図 Ⅲ-3 a　橈骨動脈内へカテーテルを留置する観血的動脈圧測定法（直接法）

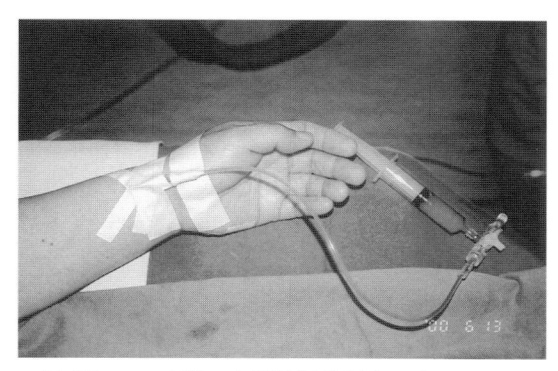

図 Ⅲ-3 b　実際に左側橈骨動脈内へカテーテルを挿入・留置したところ

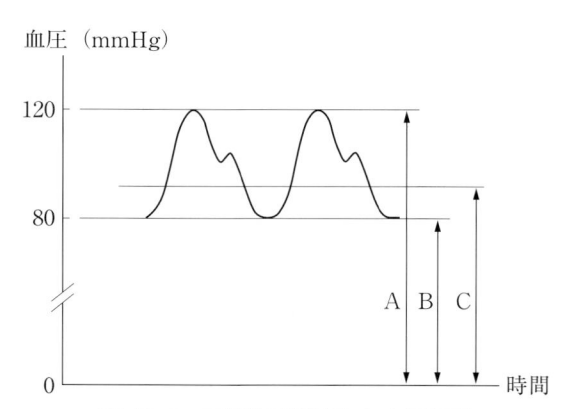

図 Ⅲ-4　直接法で測定した血圧波形
（圧脈波曲線：pressure pulse wave curve）
A：収縮期血圧（最高血圧）　B：拡張期血圧（最低血圧）　C：平均血圧

表 III-2　測定法の違いによる正常血圧閾

	収縮期/拡張期（mmHg）
外来随時血圧（CBP）	140/90
家庭血圧（HBP）	135/85
自由行動下血圧（ABP）	135/85（昼間活動時） 120/75（夜間就寝時）

表 III-3　高血圧の診断基準
（WHO/ISH ガイドライン，1999）

分類	収縮期血圧（mmHg）		拡張期血圧（mmHg）
至適血圧	＜120	かつ	＜80
正常血圧	＜130	かつ	＜85
正常高値血圧	130〜139	または	85〜89
軽症高血圧	140〜159	または	90〜99
中等症高血圧	160〜179	または	100〜109
重症高血圧	≧180	または	≧110
収縮期高血圧	≧140	かつ	＜90

至適血圧は心臓病や脳梗塞に最もなりにくい血圧値で，正常高値血圧は正常群の中で高血圧に移行しやすい血圧値をいう．正常血圧はこの間をとる．

この診断基準から一番よいとされるのは120/80 mmHg 未満ということになるが，目標としては若年・中年者と糖尿病患者が135/85 mmHg，高齢者は140/90 mmHg 未満とされる．

このような観血的測定法は，全身麻酔時などの循環動態を厳密に監視する場合に使用され，1心拍ごとの血圧の絶対値はもちろん，動脈圧波形といったクオリティの高い情報を提供してくれる．

水銀血圧計や自動血圧計など一般の非観血的測定法においても，モニタとしての血圧変動をみる場合は，術者は常に血圧を連続した波形でイメージしておく必要がある．なぜならば，血圧は心拍数と同じくさまざまな要因によって常に変動するからである．用手的に測定した場合でも自動血圧計でも，あくまで，ある時点の値を示すに過ぎないため，測定間隔の大小にかかわらず，瞬時の変動を見逃す危険性があることを留意しておく．

3．高血圧，低血圧の基準値

血圧測定には，外来随時血圧（casual blood pressure：CBP；医療機関で測定），家庭血圧（home blood pressure：HBP；自宅で測定），自由行動下血圧（ambulatory blood pressure：ABP；24時間血圧計による血圧）の3種類がある．

この場合，ABP，HBP の意義は CBP と異なる．CBP は過去のデータの蓄積から高血圧診療などにおいてその意義は確立しているものの，常に変動する血圧の一時点の測定値に過ぎない．一方，ABP は1日の血圧の総負荷および変動を測定したものである．また，HBP は血圧の長期にわたる定点観測の意義がある．3種類の測定によると，同一人でも血圧値がかなり異なる．一般に，医療機関の外来での CBP が最も高く，HBP が最も低い値を示す（表III-2）．

血圧は従来，CBP で判定されてきたが，一点のみの測定値をその人の代表血圧とするのは問題があるという考えから，最近ではABP モニタリング（ABPM）の重要性が叫ばれている．自由行動下の1日の血圧変動を自動的に測定すると，通常日中の覚醒時に高く，睡眠時に低い．なお，高血圧性臓器障害の進展は，外来で測定した CBP より24時間の平均値や仕事中の血圧に相関することが認められている．さらに，手術中の血圧モニタ上での変動因子としても ABP が最も影響することが明らかになっている．

WHO（世界保健機関）/ISH（国際血圧学

会）のガイドライン（1999年2月）によると，正常血圧は収縮期血圧が130 mmHg未満，拡張期血圧が85 mmHg未満をいう．高血圧の新しい診断基準は表III-3の如くであり，通常，2回以上の異なる外来診療で，座位安静下で測定された血圧が，常に140/90 mmHg以上の場合を高血圧症と定義している．

なお，高血圧の評価で留意しなければならないのは，年齢と血圧の関係である．一般的に収縮期血圧は加齢とともに上昇するが，拡張期血圧は70歳以上ではむしろ低下傾向を示し，脈圧は大きくなる．また，高齢者高血圧の特徴として，血圧の動揺が大きく，日内変動や日差変動，季節間変動が著しい．

一方，低血圧は，収縮期血圧が100 mmHg以下で，臓器循環障害による臨床症状を呈する状態をいう．血圧が低値であっても自覚症状がない場合は病的意義が少ない．

臥位では低血圧を示さないが，座位あるいは立位への起立時に急激な血圧低下が生じ，めまい，失神を呈するものを起立性低血圧（起立性調節障害）と呼ぶが，これは加齢とともに増加し，70歳以上では25％に達するといわれている．起立検査で収縮期血圧が20 mmHg以上，拡張期血圧が10 mmHg以上低下すれば，本疾患と診断される．

以上のように，ある時点での血圧の絶対値の重要性もさることながら，歯科治療や口腔外科手術時のモニタとしての血圧測定の意義は，その変動をどうとらえるかに意味がある．術前の安静時の血圧の30％以上の上昇や下降は，臨床的に問題があると考えるのが妥当であろう．

（小谷順一郎）

2 測定方法

1．用手的測定

1）聴診法（リバロッチ・コロトコフ法）

動脈を圧迫して血流を停止させた後，圧迫を解除すると，血流は断続的に流れはじめ乱流が生じる．これにより発生する音をコロトコフ音（Korotkov's sound）というが，これを聴診器で聴取して血圧を測定する方法である．

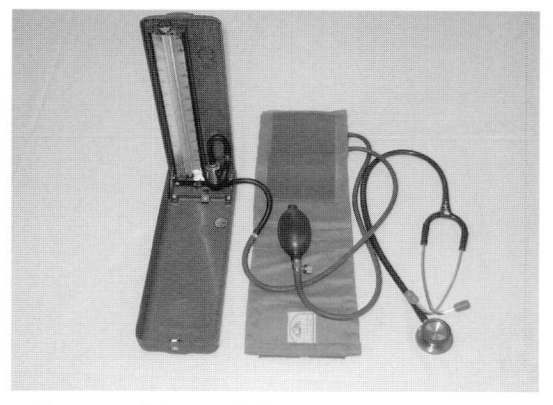

図 III-5 水銀血圧計（リバロッチ型）と聴診器

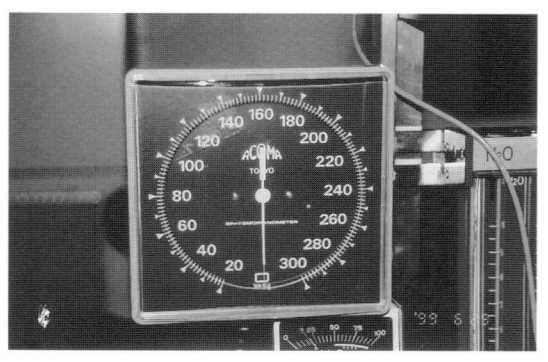

図 III-6 アネロイド血圧計（タイコス型）

III 器具を用いる方法

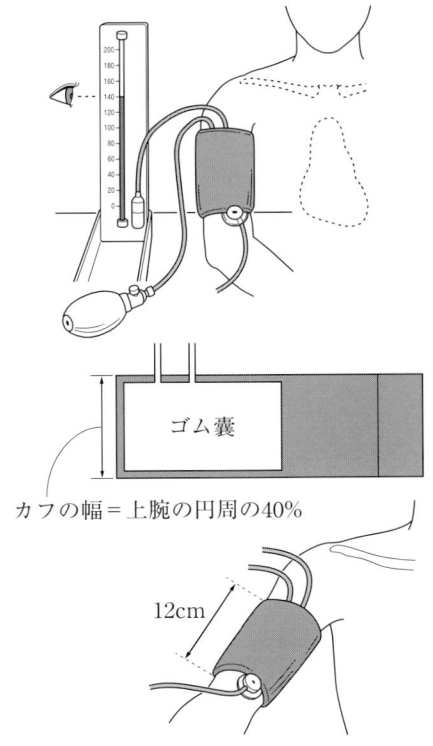

図 III-7 血圧測定時の目の位置とマンシェットの大きさ

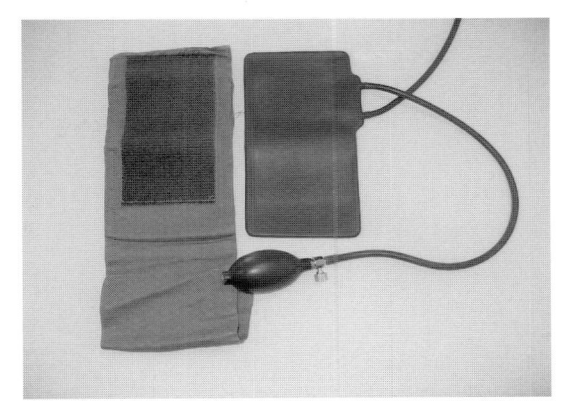

図 III-8 マンシェット内にあるゴム嚢を外したところ

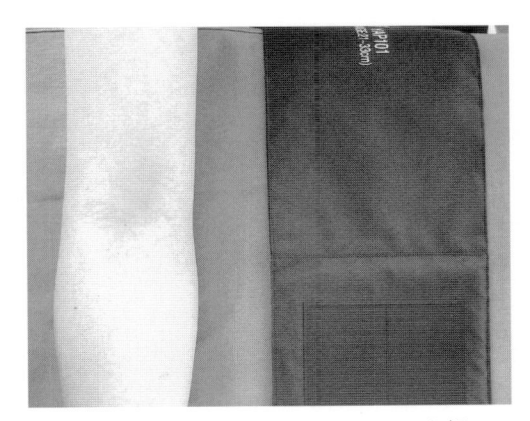

図 III-9 上腕と成人用マンシェット幅

①測定器具
　a. 水銀血圧計（図III-5）あるいはアネロイド血圧計（タイコス型）（図III-6）
　b. マンシェットの幅は約12 cm，長さ22〜24 cmのゴム嚢を有するものを用いる（図III-7〜9）．JIS（日本工業規格）に準拠．
　c. 膜型の聴診器
②水銀血圧計での測定の手順
　a. 血圧は周囲の環境や患者の心理状態で容易に変動するため，できるだけ静かでリラックスした状況下で，腕を心臓の高さに置き，5分間楽にさせる．あらかじめ排尿させておく．室温は20℃前後とし，寒さ暑さを感じない程度に保つ．
　b. 水銀血圧計を垂直に置き，目を血圧計の高さとして，測定値が読めるような距離に近づく．
　c. 座位では患者に対面する態勢で，上腕をやや外転位として軽い屈曲を残して前方に伸ばす．上腕を緊縛する衣服を着ている場合は脱衣する．
　測定部位は，ほぼ心臓と同じ高さになるようにし，患者の腕や手に力が入っていないことを確認する（図III-10 a，b）．
　d. 水銀栓を開く．
　e. 血圧計のマンシェットのゴム嚢（空気が入り膨張する部分）から空気が完全に放出されていることを確認する．
　f. マンシェットのゴム嚢の中央が上腕動脈

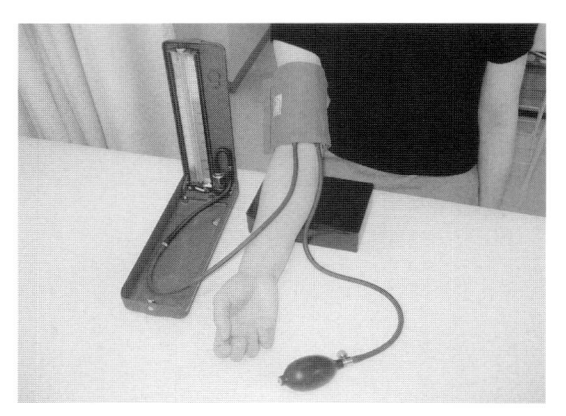

図 III-10 a　座位での上腕および血圧計の位置　　　図 III-10 b　仰臥位での上腕および血圧計の位置

にかかるようにして，その下縁が，肘窩より2〜3 cm上になるように巻く（指が1〜2本入るよう程度の緊張度）。きつく巻きすぎると実際の値より低めの値が表示される（図III-11 a〜d）。

g. あらかじめ，肘窩で上腕動脈の拍動が触れやすい部位を確認しておき，その部位に聴診器をあて，マンシェットに空気を送り圧を上昇させる（図III-11 e, f）。この場合，聴診器は膜型を使用する。

h. 聴こえていたコロトコフ音が聴こえなくなる圧からさらに20〜30 mmHgほど圧をあげる。そこから，1秒間に約2 mmHg程度の速さで空気を抜き，圧を下げていく。

i. 再び血管音が聴取され始める圧を収縮期血圧（第1点）とする。さらに圧を下げていくと，血管音は澄んだ大きな音から，急に雑音になる（第2点）。そのまま圧を下げると，雑音が消え，短く鋭い音に変わる（第3点）。その後，ある圧で急に減弱し（第4点），さらに消失（第5点）する。消失する圧を拡張期血圧値とする（図III-12）。

マンシェット圧が0でもコロトコフ音の聴こえるときは第4点を記載し，これを（　）で囲む。

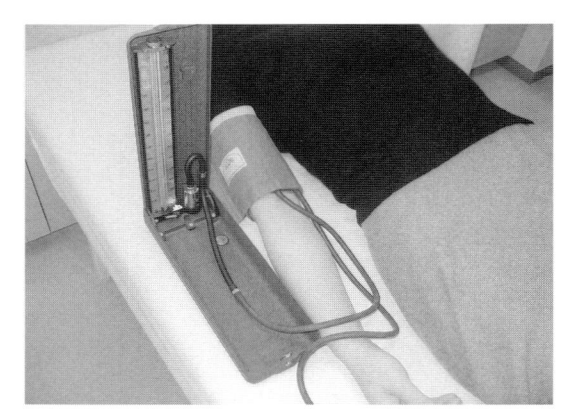

j. 音が聞こえなくなってから，更に約10 mmHgずつ下げていくと，音が再出現するまれな場合があり注意する（聴診間隙）（図III-13）。

k. 少なくとも30秒の間隔をおいて，できるだけ2度測定し，両者の平均をとるようにし，表記は126/64 mmHgと，（収縮期血圧）/（拡張期血圧）で表わす。

l. 初めて血圧を測定する場合は，両側の測定を行うようにする。

m. コロトコフ音の増強法としては，水銀柱を上昇させ，手を数回開閉させた後に圧を下げ始めるようにする。血流が増えるためよく聴こえる。

③精度と信頼性を高めるための方法

a. 適切なカフ幅を選択する。ゴム囊の幅は少なくとも上腕周囲の40％，長さは上腕周囲の80％あるようにする。上腕の外周に対して小さすぎるマンシェットで測定すると，実際の値よりも高めの測定値がでる。

b. カフを急激に膨張させ橈骨動脈の拍動を触知できないレベルを測定し（触診による収縮期圧），さらに30 mmHg程度加圧する

III 器具を用いる方法

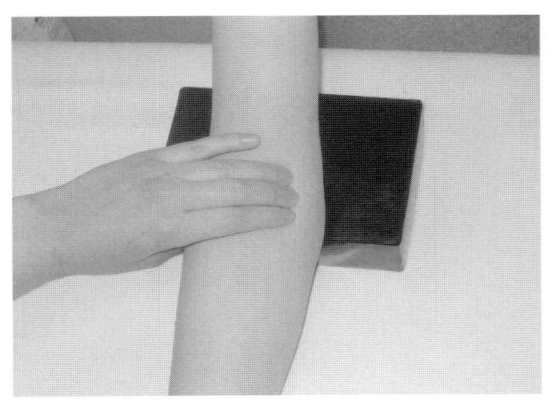

図 III-11 a　肘窩部で上腕動脈の拍動を確認する

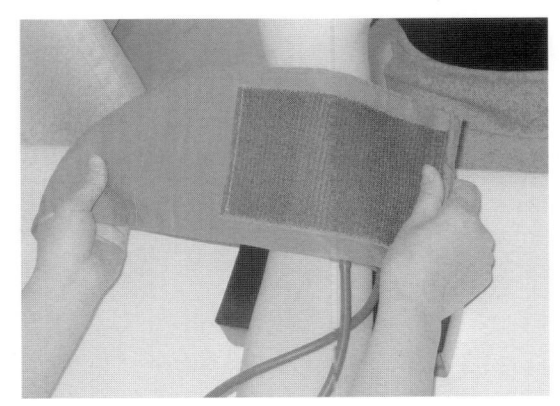

図 III-11 b　ゴム囊の中心が上腕動脈上にくるように，また，肘関節の2～3cm上になるようにおく

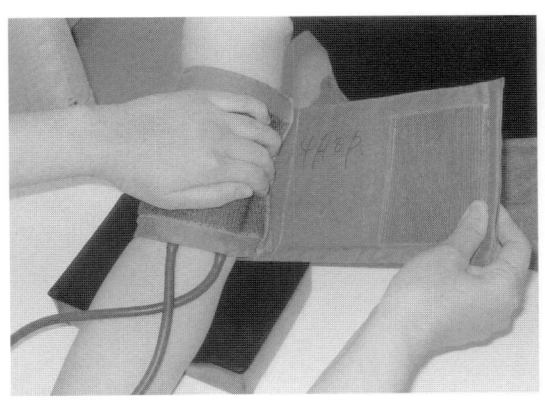

図 III-11 c　マンシェットの位置がずれないよう両手を使って巻く

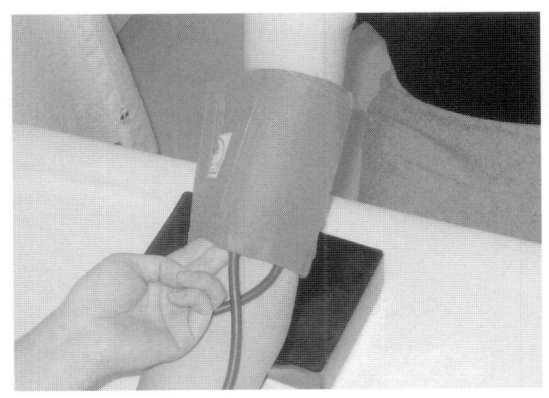

図 III-11 d　マンシェットと上腕の間に指が2，3本入る程度の緊張度で巻く

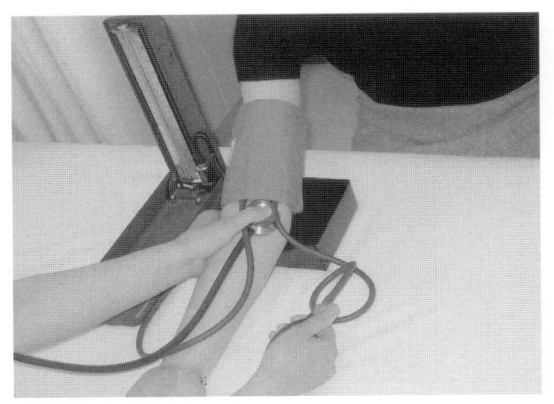

図 III-11 e　聴診器の膜面を上腕動脈上にあて，皮膚面との摩擦音が入らないよう親指で固定する．送気球の栓を調節しながら加圧・減圧を行う

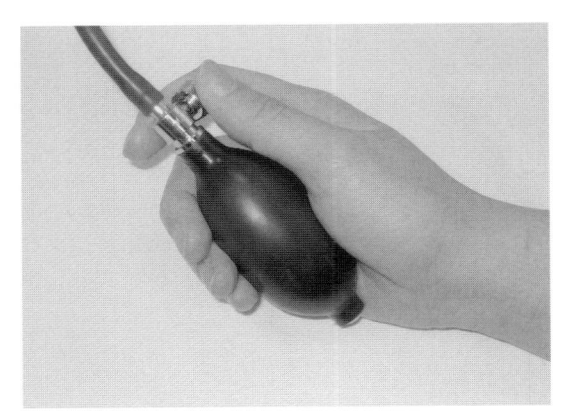

図 III-11 f　送気球の持ち方

（不整脈に注意）．

　c．再加圧は 15～30 秒経てから行う．

　d．聴診器は，肘窩部でカフの下方に拍動する上腕動脈に確実にあてる．イアーピースを前方に向け，聴診器の膜部を軽くすべて皮膚に密着するように当てる．強く当てると音に歪みをきたす．

　e．収縮期血圧（第1点）測定には，成人でも小児でも少なくとも連続する2拍で測定する必要がある．測定値の末尾の数字の読みは，偶数値読み（2 mmHg 単位）とし，中間の場合は低い値をとる．

　f．小児では音の減弱するところで（第4点），成人では消失する点（第5点）で拡張期血圧を測定する．第5点のさらに 10～20 mmHg 下方まで聴診し，音の消失を確認し，その後，急激にかつ完全に空気を抜く．

　g．同一側で血圧を再測定するためには，静脈に貯留した血流がもとに戻るまで，少し待つ必要がある．

　h．心臓の位置は，胸骨左縁で第4肋間が目安とされている．

　④水銀血圧計の点検

　a．水銀血圧計を垂直の位置において圧力を加えないときは，常に水銀が0位に戻っていること．

　b．送気を行い 200 mmHg に達したとき送気を中止して弁を閉じ，そのまま3分間静置しても水銀柱が 2 mm 以上下降してはならない．

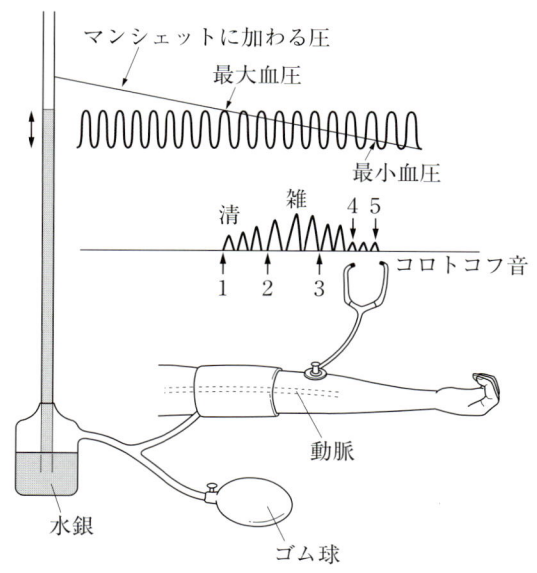

図 III-12　血圧測定の原理とコロトコフ音

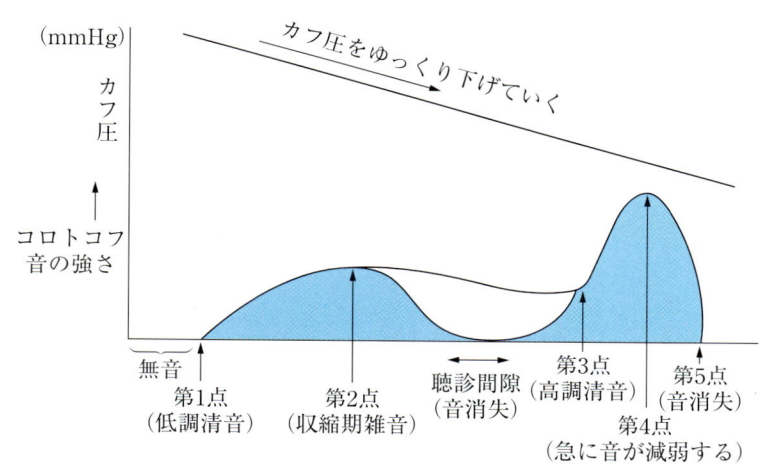

（川上義和編：身体所見のとりかた，文光堂，東京，1991 より）

図 III-13　コロトコフ音と聴診間隙の関係

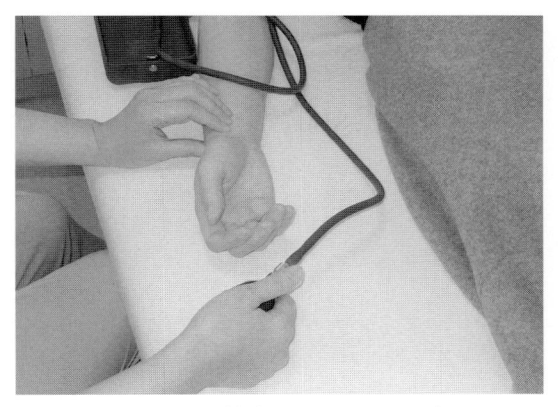

図 III-14　触診法による血圧測定

c. 次に弁を全開したとき，すみやかに1秒程度で水銀が0位に戻ること．

2）触診法

マンシェットよりも末梢の動脈拍動（多くは橈骨動脈）を指で触れ（図III-14），聴診法と同様の方法で加圧して，その後の減圧の過程においてマンシェット圧で触れなくなった脈が再び触れるようになった圧を収縮期血圧とする．拡張期血圧は測定できない．聴診法の方が血圧値は高く測定されるが，血圧が大きく低下した場合などには聴診しづらく，触診法が代用される．

3）下肢での測定

まず，後脛骨動脈を内果のすぐ後ろで触診する．上腕用のマンシェットを用い，ゴム嚢の中央が，後脛骨動脈の真上に位置するようにする．

マンシェット下端が内果の直上にくるようにして，上腕の場合と同様，血圧を測定する．下肢の血圧は下肢より高いのが普通である．

2．自動測定

自動式の非観血的血圧モニタ機器には，大別して2つの方式がある．上腕に装着したマンシェットのカフにより一定間隔で血圧を測定する間歇法と，心拍に同期した血圧を連続して測定する連続法である．

間歇法は，① コロトコフ音をマイクロフォンで聴取するマイクロフォン式血圧計，② 動脈拍動によるカフ内圧の振動の増減を捉えるオシロメトリック法（振動法），③ 血流または動脈壁の振動を超音波を利用して検出するドップラー法，の3つがある．

一方，連続法には，① トノメトリ法，② 血管圧迫法（フィナプレス法），などがある．

ここでは，臨床上汎用されるオシロメトリック法，トノメトリ法，血管圧迫法（フィナプレス法）について解説する．

1）オシロメトリック法

①原理

多くの医療用自動血圧計（図III-15，16）は，オシロメトリック法という原理を採用している．マンシェット内のカフ圧を上昇させるのは電動による送気ポンプにより行われるが，基本的な原理は用手法と変わらない（図III-17 a，b）．

カフ内の圧を減圧していくと，いったんカフ圧によって遮断された動脈（腕の場合は上腕動脈）の流れが再開し始めた時に乱流が生じ，これが血管の振動を作り出す．この振動の増減を捉え，記憶・演算することによって圧を表示する．

②血圧値はメーカーが造る？

振動波形（oscillation）（図III-18）からどのように圧をとらえるかを考えてみると，振

動波形では水銀血圧計で測定した実際の収縮期血圧値よりも高い圧から振動が出始め，平均血圧で最大値となり，実際の拡張期血圧よりも低い圧で振動が消失する．したがって，振動のみでは血圧値を決定することができない．

そこで，各メーカーが，それぞれ独自の方法で最大振幅（平均血圧）に対する比率で収縮期血圧，拡張期血圧を決定している．多くの場合，収縮期血圧は，最大振幅の40％前後，拡張期血圧は最大振幅の80％前後の値を用いている（図III-19）．しかし，この場合でも，基線から上の部分を対象にしている機種もあれば，絶対的な最大振幅を対象にした機種もあり，統一されていない．

③自動血圧計の落とし穴

振動法の弱点として，振動と紛らわしい体動（術者や介助者のカフへの接触）や連続的で速い不整脈があると，正確な値を示してくれない．また，著しく血圧が低下したり徐脈が著しい場合も，何度もカフ圧を上げるため，測定に時間がかかり，すぐに情報が得られない．真に血圧低下が起こっている時には貴重な時間が失われる．このような場合は，すばやく脈の触診を用いたマニュアル測定に

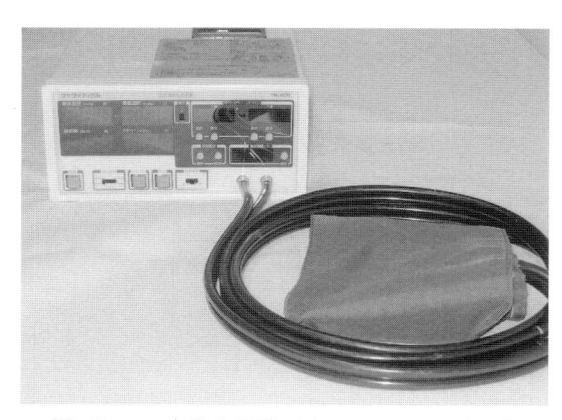

図 III-15　自動血圧計（オシロメトリック法）

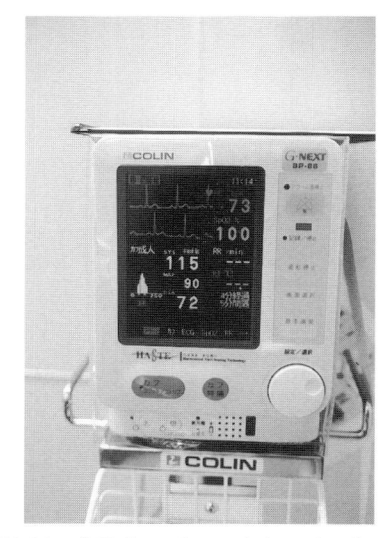

図 III-16　心電計，パルスオキシメータ，自動血圧計が一体化されたモニタ機器

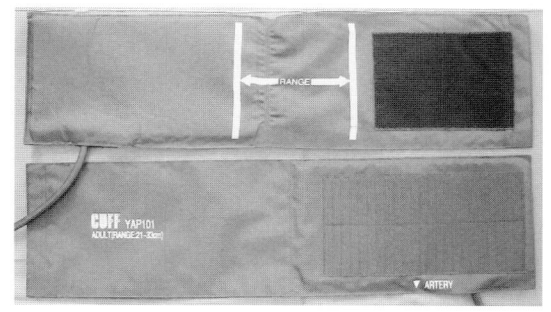

図 III-17 a　自動血圧計のマンシェットの表と裏．装着時，表裏が逆にならないように注意

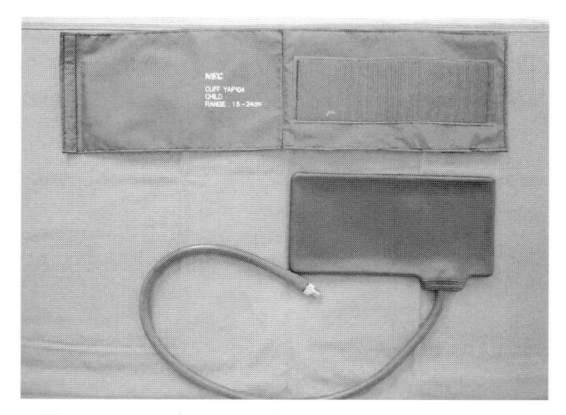

図 III-17 b　自動血圧計のマンシェット内にあるゴム嚢を外したところ

III 器具を用いる方法

KOROTKOFF SOUNDS

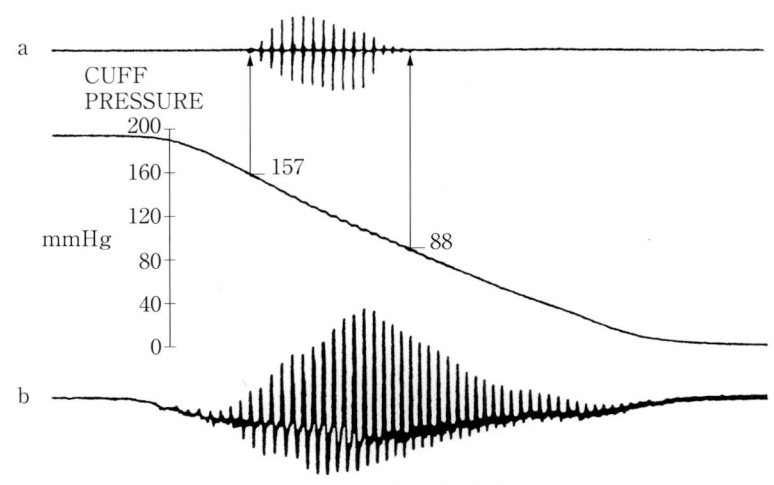

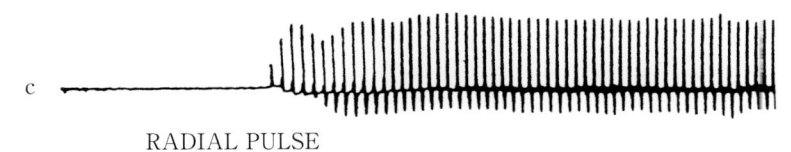

（稲田英一：血圧の実測値とは？ LiSA, 3 (7)：648-654, メディカル・サイエンス・インターナショナル（MEDSi），1996 より）

図 III-18 血圧測定法の比較
a：聴診法　b：オシロメトリック法　c：触診法

切り替えねばならない．

また，デジタル表示は，しばしば誤解をまねく原因となる．表示は1心拍ごとの血圧を表しているのではなく，ある時間枠の中での最高値と最低値を表示しているに過ぎない（図III-20）．呼吸性変動や不整脈などにより，その時間枠の中で大きく変動すれば，デジタル表示は不正確となる．すなわち，測定値は，収縮期血圧と拡張期血圧を見分けて表示しているわけではないことに注意する必要がある．

このように，カフを利用した間歇的血圧測定法（図III-21）では，連続した血圧情報を得ることが不可能である．その表示は次回測定まで過去のデータを示し続けるため，ついこの数字をリアルタイムの値と錯覚しやすいという欠点がある．

④血圧変動中の自動測定

血圧が大きく変動しているまさにその時に測定した場合，オシロメトリック法での測定値と実際の値との関係をみると，血圧上昇時の測定では収縮期血圧が低めに表示され，血圧下降時の測定では高めに表示される．

⑤機器取り扱い上の注意

a．振動が少なく操作しやすい位置に安定させて置く．

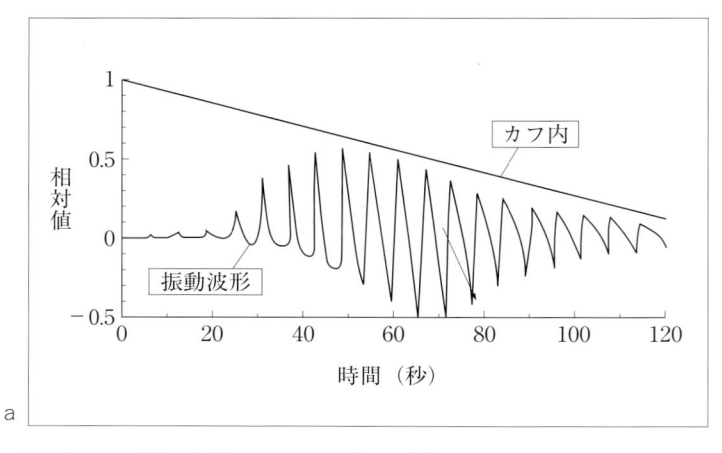

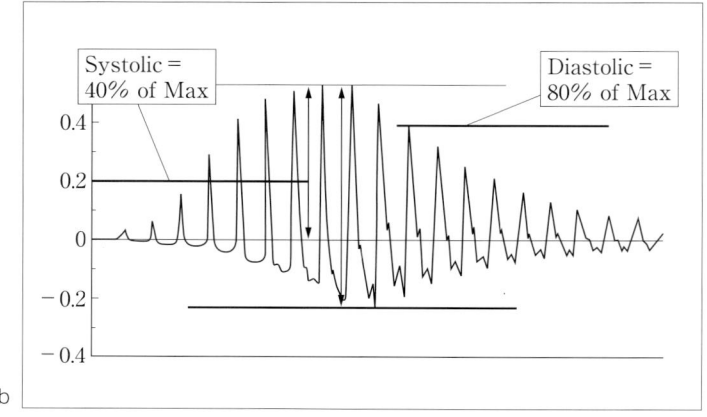

(落合亮一：さあ，血圧を測ってみよう！LiSA, 5 (11): 1170-1173,
メディカル・サイエンス・インターナショナル (MEDSi), 1998 より)

図 III-19　a：オシロメトリック法で示される振動波形
　　　　　b：収縮期血圧・拡張期血圧を決定するときの
　　　　　　　最大振幅からの比率

b. マイクロフォン式血圧計では，マンシェットの空気を完全にぬいてから，マンシェットに装着されているマイクロフォンなど血圧情報検出センサがあらかじめ決められた上腕の所定の位置に密着するように巻く．

c. 血圧測定中は，マンシェットとその付属するゴムチューブへの振動は極力さけるように配慮する（図III-22）．

⑥オシロメトリック法自動血圧計の点検

a. 圧力を加えないときは，圧目盛りの表示が常にゼロ位を示していることを確認する．

b. 自動血圧計と水銀血圧計を連結して送気を行い，200，150，100 mmHg の圧較正を行う．両者の圧表示が一致すること．

c. 200 mmHg まで加圧して排気バルブを閉じ，そのままで3分間静置した後の圧目盛りの表示が2 mmHg 以上下降しないこと．

d. 200 mmHg まで加圧した後，排気バルブを全開にして圧目盛りの表示がすみやかに1秒程度でゼロにもどること．

e. バッテリーを電源とする自動血圧計においては，バッテリーの電圧が常に規定通りで

III 器具を用いる方法

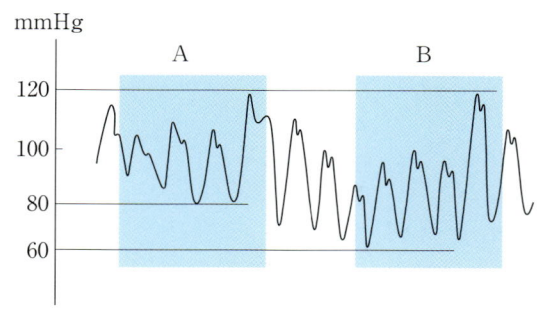

（小谷順一郎：歯科インプラント手術を安全に行うために, Implantology, 7(4)：122-126, クインテッセンス, 2000 より）

図 III-20 オシロメトリック法による自動血圧計のデジタル表示
呼吸による血圧変動などがある場合，Aの時間枠でみると表示は 120/80 mmHg となるが，Bの時間枠でみると 120/60 mmHg となる．デジタル表示がある1つの心拍の血圧を表していないことに注意

あること．

2）トノメトリ法

①原理

オシロメトリック法の欠点がみられない，他の測定原理を採用した非観血的血圧モニタとしてトノメトリ方式血圧計がある．

トノメトリ法は，橈骨動脈上にトノメトリ・センサを装着し，皮膚の上から橈骨動脈の圧変化を電気的変化に変換して測定する方法である（図III-23 a，b）．比較的薄い血管壁を皮膚の外側からセンサエレメントと呼ばれる一定の面積の受圧板で押し付けることで血管壁を平坦化させ，血管内圧をセンサエレ

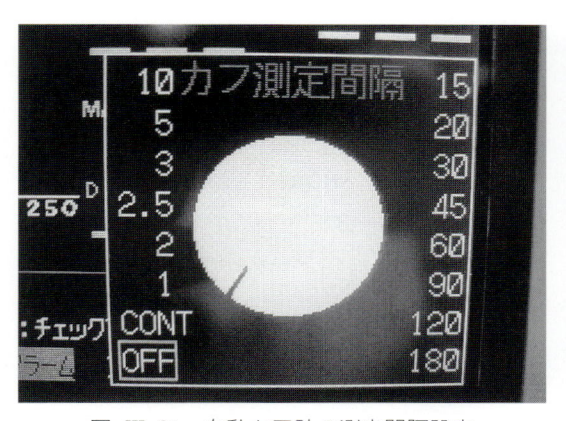

図 III-21 自動血圧計の測定間隔設定

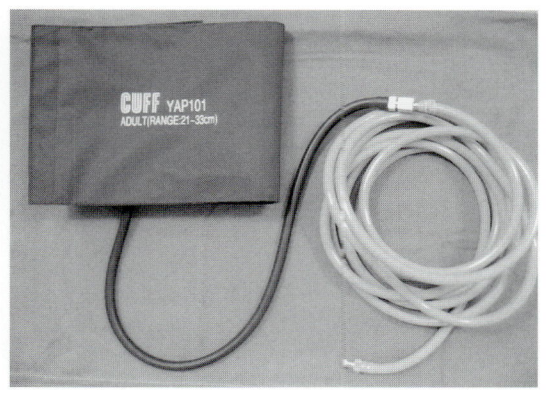

図 III-22 自動血圧計マンシェットとの連結管．劣化によるリークに注意し，血圧測定中は振動を与えない

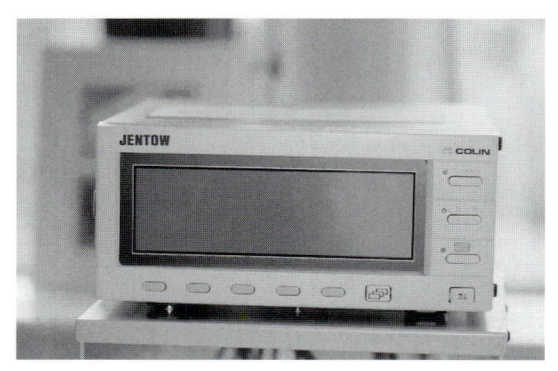

図 III-23 a トノメトリ血圧計本体．画面に動脈圧波形が表示される

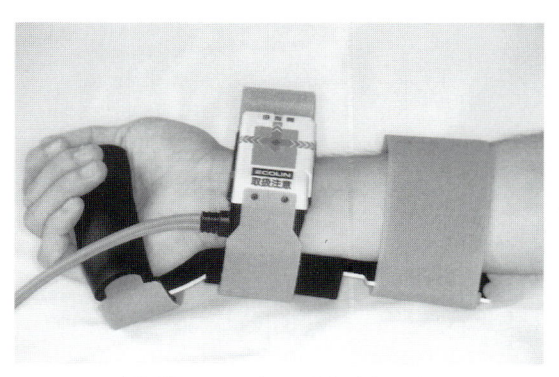

図 III-23 b トノメトリセンサ

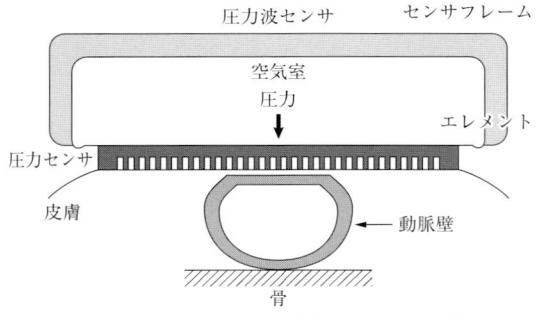

図 III-24 a　トノメトリ血圧計センサの構造

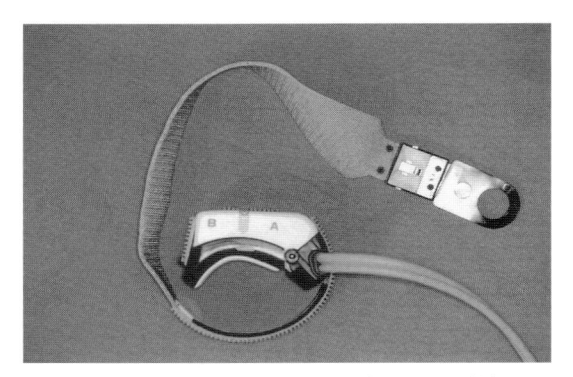

図 III-24 b　トノメトリ血圧計センサの外観

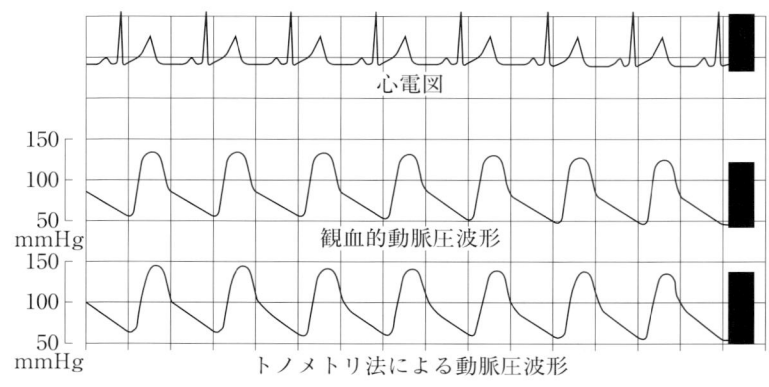

図 III-25　トノメトリ法により測定された動脈圧波形（最下段）

メントに組み込まれた圧力センサによって検出して連続波形として描記する（図III-24 a）．動脈壁を圧迫する力を押圧（hold-down pressure）というが，トノメトリ法の測定部（図III-24 b）には，押圧を調節する空気室が付いている．この空気室に送り込む空気量を自動的に調節することで，押圧を適切に設定する．

また，コンピュータ制御の自動センサ位置制御装置（automatic sensor positioning system）が内蔵されており，センサスタジアム部分は自動的にある程度の位置調整を行い，圧トランスデューサが平坦になった動脈壁の直上に位置するように調節する．

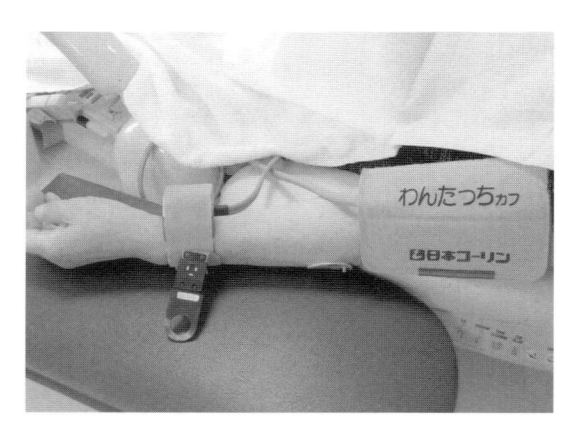

図 III-26　オシロメトリック法による較正
上腕部にもマンシェットを装着しなければならない

②血圧波形の描記と連続測定が可能

本法では，前述の動脈内にカテーテルを挿入して測定する直接法と近似の血圧波形が得られる（図III-25）．すなわち，非侵襲的・連

III 器具を用いる方法

表 III-4 トノメトリ法の利点と欠点

利点	欠点
1. 非侵襲性 2. 1心拍ごとの血圧がリアルタイムに得られる 3. 動脈圧波形の観察が可能 4. 誰にでも装着できる 5. 消耗品が不要 6. 保険請求が可能	1. センサドリフトによる血圧変動がある 2. 体動に弱い 3. オシロメトリック法による較正が必要 4. 圧迫感や不快感を訴えることがある 5. 同一部位での長時間使用に適さない 6. 新生児，極度の肥満，高度の不整脈患者には適さない 7. 動脈血の採取ができない

（大野太郎ら：ボクがトノメトリを使うわけ！LiSA, 2 (4)：36-41, メディカル・サイエンス・インターナショナル（MEDSi）1995 より）

続的に動脈圧波形がモニタできるので，手術中の血行動態の急激な変動を見逃すこともない．しかし，絶対値を求めるために，オシロメトリック法により較正の必要がある．そのため，上腕部にもマンシェットを装着しなければならない（図III-26）．

通常，較正は測定開始時と，圧信号の減衰を補正するため5〜15分間隔で行われる．

血圧値は自動的に記録保存され，トレンドとしても観察することができる．本方式を取り入れた自動血圧計は，いくつかの点でまだ完成度が十分でないことや購入価格が高いという欠点はあるものの，非侵襲性，連続性という大きな利点（表III-4）があり，循環モニタとしては大きな威力を発揮する．

3）血管圧迫法（フィナプレス法）

指血圧計として用いられている．発光部と受光部をもった小型のカフにより手指動脈を圧迫する．赤外線発光ダイオードにより指先の動脈径の変化を検出することで，連続的な動脈圧波形と血圧測定が可能である．

小型でかつトノメトリ法のように上腕部に校正用のマンシェットを装着する必要がないので，歯科治療などのモニタとして有用である．

しかし，発光部と受光部を正しい位置に装着しないと正確な値は測定できない．また，末梢循環障害がある場合も使用が難しい．

（小谷順一郎）

3 モニタ用心電図

1．はじめに

心電図は，非侵襲で人の生命に直接かかわる心臓の情報を提供する優れたモニタである．今日では，写真のように肩から提げて持ち運べるような小型のものが普及し，乾電池駆動になっていて扱いは簡単である（図III-27）．

ただ，心電図モニタは情報を読み出すのに予備知識が必要である．ここではその知識を得られるように話を進めたい．

心電図のモニタリングが必要なのは，心臓や肺に基礎疾患を持っていたり，不整脈のある患者である．具体的には胸痛，呼吸困難，

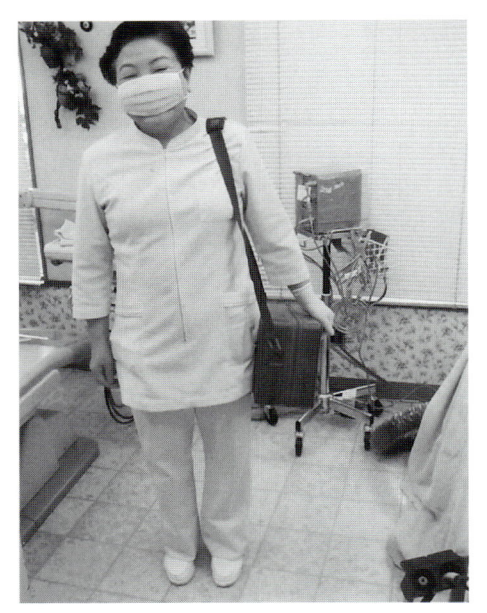

図 III-27　携帯用モニタ

動悸，めまい，失神などの既往歴のある患者である[1]．

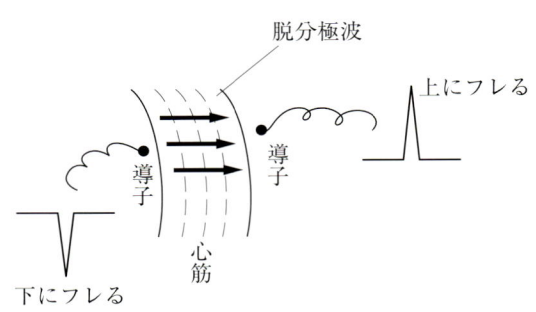

図 III-28　導子と脱分極波による記録の関係
　脱分極波が導子に向かって進行してくるとき，記録計のフレが上向きに，脱分極波が導子から離れて進行するときフレが下向きになるように設定されている

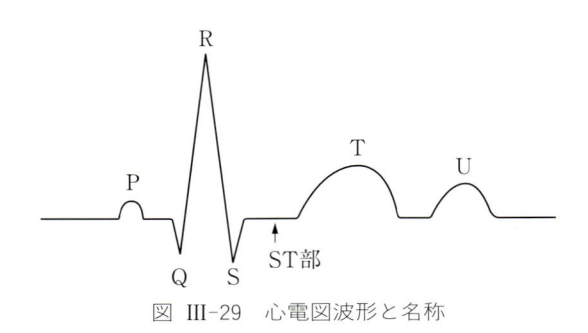

図 III-29　心電図波形と名称

2．測定原理，方法

1）測定原理

　心臓は筋肉の集合体で，一定の周期で規則正しく収縮を繰り返している．収縮するときは筋細胞の脱分極波が伝播する．脱分極波の進行方向にある導子から導出される電位記録を，上方に描くように決めてある．この電気的な変化を体表から導出し増幅して記録したものが心電図である（図III-28）．
　次の順でモニタ心電図を読み進めると，大

PQRSTの由来

　20世紀初頭オランダのライデン大学のEinthovenが心電図の原理を発見した．彼はこの発見により1924年にノーベル賞を与えられている．
　（PQRSTの由来）
　当時，心電図の波形は今日とは異なっていたが，波に名称をつけようと考えた先人たちは，他の学問で使われる頻度の多いアルファベットをさけてPQRSTを用いることにした．ちなみに胸部誘導のVはVerticalからとった（図III-29）．
　心電図の波形と脱分極波の関係，時間と起電力の関係を述べると図28のようになる．Pは心房の興奮，QRSは心室の興奮，Tは再分極を表す．ほかに由来の確定していないU波がある（図28は正常心電図波形）．
　QRSとTのあいだをST部分と呼び，心臓の虚血状態などを表す重要な部位である．また，心臓の電気的刺激が通る筋肉の束を刺激伝導系という（図III-30）．

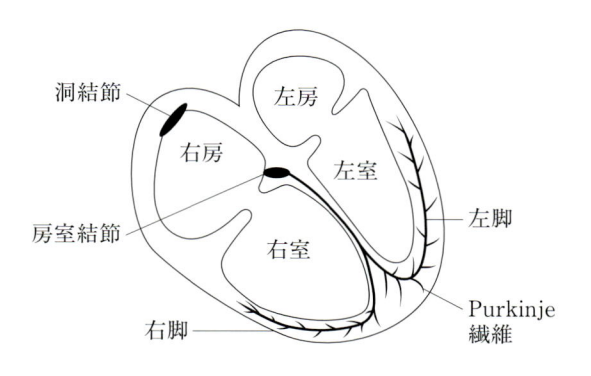

III 器具を用いる方法

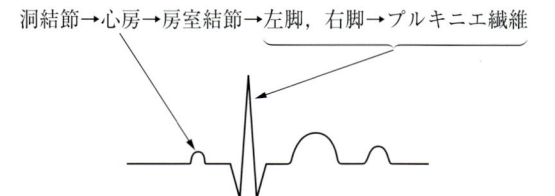

図 III-30 心臓の模型図と刺激伝導系

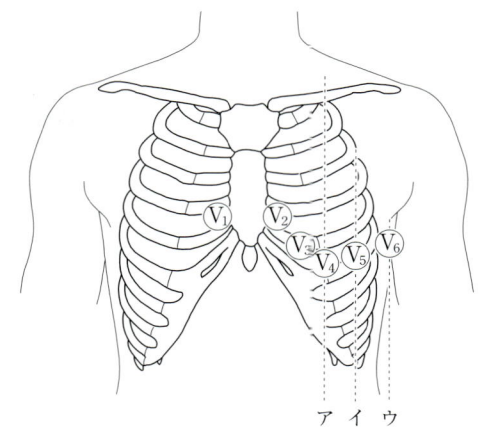

心筋細胞の興奮経路
洞結節→心房→房室結節→左脚，右脚→プルキニエ繊維

図 III-31 胸部誘導の導子の置き方
V_1，V_2 は第4肋間胸骨右縁，左縁，V_3 は V_2 と V_4 の中点
ア…鎖骨中線
イ…前腋下線
ウ…中腋下線

きな見落しを避けられる．

①リズム…規則的か不規則か，不規則でも PQRST は同じ形で出現しているか．呼吸性の不整脈では，PQRST は同じで間隔が少しずつずれる．

②心拍数…不整脈がある場合は10秒間の心拍数の6倍で計算，頻脈徐脈の診断をする．

③P波…形，幅，高さ，上向きか下向きか，I誘導で陰性の場合は右胸心か電極の左右つけ間違いである．

④P-R間隔…正常値は0.12～0.20秒，間隔が一定か，変動しているか判定する．間隔が短い場合は興奮伝導促進（WPW症候群など）が疑われる．

⑤QRS…形，幅，高さ，正常値；幅は 0.11秒までである．

幅の広いQRS（wideQRS）は心室性期外収縮，心室調律，脚ブロックでみられる．

⑥ST…基線との上下のずれの程度

下がっている時…心筋虚血，頻脈時は心房の再分極部分を表わす（Ta波）ことがある．

上がっているとき…早期再分極，心室瘤，急性心筋梗塞

⑦T…形，高さ

電解質異常で特有な形を呈する．正常の上限はQRSの10%である．

⑧U…形，高さ

> **波形異常を気づくには**
>
> 心電図波形の異常に気がつくには，PQRST の正常心電図波形をフリーハンドで描けるようにすることが近道である．練習することをおすすめする．

3．測定方法

1）測定方法

現在，一般的に普及しているのは12誘導心電図で，誘導方法は図Ⅲ-31のように心臓を囲むように導子をおいて測定する．この方法で判定できる疾患は表Ⅲ-5のようである．モニタ心電図は，この誘導のうちのいくつかを用いる．

表 Ⅲ-5　12誘導心電図で診断できる事項

- 不整脈（Arrhythmia）
- 伝導障害（Block）
- 心筋梗塞（Myocardial infarction）
- 心筋虚血（Myocardial ischemia）
- 電解質異常（Electrolytes imbalance）
- 興奮伝導促進，心臓の位置，回転など

心電図は心臓の電気的な活動を見ているので，これで心臓の病気がすべてわかるものではない．確定診断には他の検査法（エコー，血清電解質検査など）を併用する必要がある．

2）モニタ心電図の測定方法

診療中や病棟の患者の監視に用いる心電図測定方法や誘導は，測定する目的により少し異なるが，図Ⅲ-32ように体表の2つの誘導でとることが多い．不整脈の診断はできるが他の疾患を診るのには適していない．モニタ用の心電計は特殊なフィルタが入っているので，心臓疾患全般の診断用に用いることはできない[2]（表Ⅲ-6）．

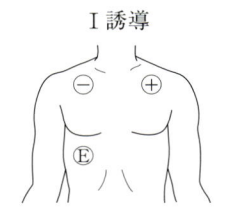

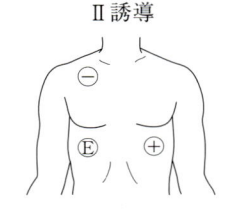

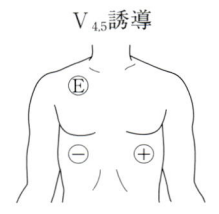

Ⅰ誘導　　Ⅱ誘導　　$V_{4,5}$誘導

⊖ ⊕ 誘導
Ⓔ アース

図 Ⅲ-32　モニタ心電図のⅠ，Ⅱ，$V_{4,5}$誘導に似た波形を得る誘導

測定時の注意

測定時に注意することとして，患者に導子を装着時には機器の電源のON OFFを避けることがある．現在のように主に乾電池を電源にしているときにはほとんど問題にならないが，機器の信頼性の低かったころ，漏電で患者の感電事故があった．心電計は，患者から電気を導出するもので患者に通電するものではない．

心電計の利用

小型検診用の心電計をモニタとして使うこともできる．この種の心電計は日本光電，フクダ電子など数社で販売している．短時間の記録もできるので，不整脈発生時の記録に有効である．プリントアウトもできて便利である（図Ⅲ-33，34）．

III 器具を用いる方法

表 III-6 モニタ心電図で診断できる事項（モニタ誘導のとり方で診断できる内容が広がる）

1. 不整脈
    心室性期外収縮…Pのない幅の広いQRSが早期出現
    心房性期外収縮…Pの形の異なる幅の狭い正常QRSが早期出現
    心房細動…………QRSは正常，Pがなく，全く規則性のない小さいぎざぎざのf波が多数みられる．
    心房粗動…………細動に似るが，規則的なF波がみられる．
    心室細動…………規則性のないぎざぎざがみられるだけ，PQRSはない．致死的で危険．
    心室頻拍…………幅の広いQRSが多発連続する心室調律，危険，すぐに治療する必要がある．
2. 伝導障害，伝導異常
    WPW症候群…P波とQRS波の間隔が狭い（細い縦線3本以内0.12秒以内），融合していてΔ波を形成する．突然の頻拍発作を起こし突然死の原因になることがある．
    1度，2度，3度の房室ブロック
    1度…P波とQRS波の間隔が広い（太い縦線の間隔より大きい，0.20秒以上），ほっておいて問題ない．
    2度…2型に分けられる．
        mobitz I型…P-R間隔が徐々にのびて1拍抜けるもの．Wenckebach型ともいう．
        mobitz II型…リズミカルに出ていたPQRSTで突然QRSが抜けるもの．より重篤な3度のブロックに進行すると危険である．
    3度…P波とQRS波が全く連動していないもの．完全房室ブロックともいう，危険なので心臓ペースメーカの適応になる．
3. 虚血性変化
    虚血とは心筋の栄養血管の狭窄，閉塞のことで，心電図ではST部分の低下（5mm以上）がみられる．V_4〜V_6でモニタすると鋭敏に検知できる．
4. 頻脈100/分，徐脈60/分も容易に観察できる．

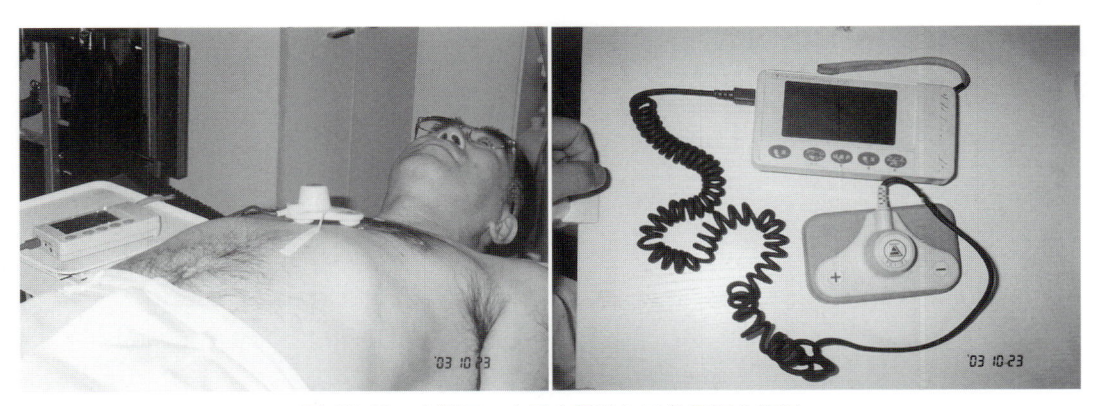

図 III-33 小型モニタ用心電計と三角電極の使用

心電図モニタの際の注意

歯科の外来で心電図モニタをとるときは，上半身をはだけるのは特に女性では抵抗があるので，四肢に導子を使って測定する（図III-35）．

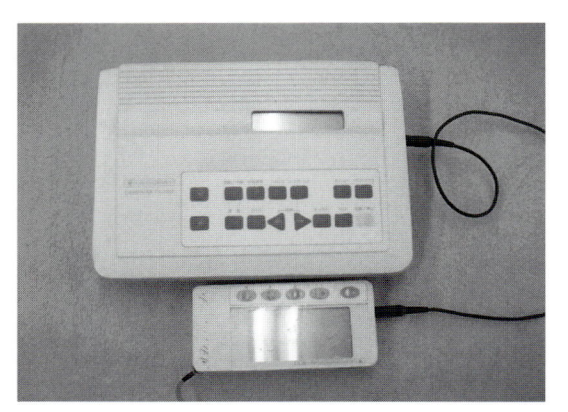

図 III-34　小型モニタから情報を心電計に移送してプリントアウトできる

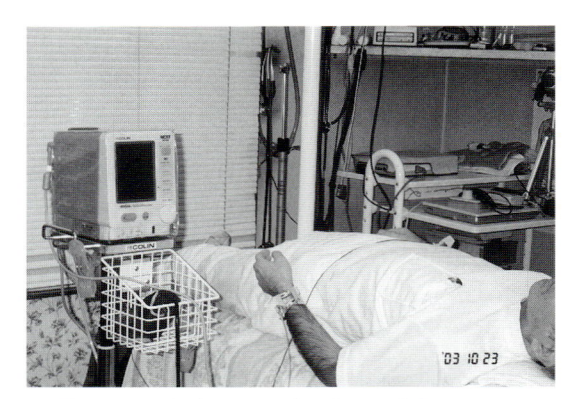

図 III-35　左右の手に導子をとり右足にアースをとってI誘導をモニタしている

4. 正しい測定方法

導子をつける皮膚の部位にケラチンクリームを十分に塗っておく．導子をつける位置を間違えないようにする．記録をとる場合は紙送り速度は，25 mm/秒（1目盛りが0.04秒）で，y軸方向のキャリブレーションは10 mm/mV にする．

測定方法を誤るとどうなるだろうか．

1）導子の位置

導子の位置を正しくつけないとどのような波形になるのだろうか．

波形が異常になり，診断を誤る原因になる．

例；I誘導に類似したモニタ誘導では，左右を間違えると右胸心に類似した心電図になる（図III-36）．

①肢誘導の左右つけ間違い心電図

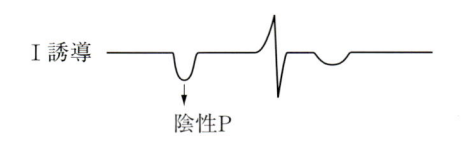

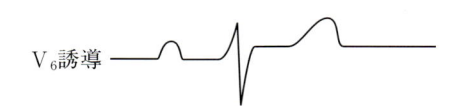

I誘導　　　陰性P

V_6誘導

②右胸心の心電図

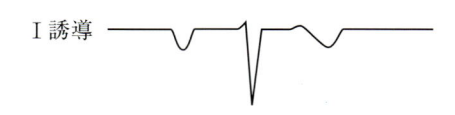

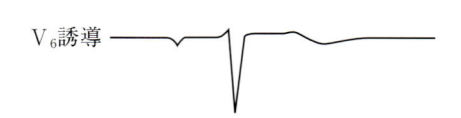

I誘導

V_6誘導

図 III-36　I誘導だけでは違いがわからない

心電図モニタ器の操作は簡単

小型検診用モニタ（フクダ電子）は，ケラチンクリームを下部の電極につけて胸部におけばよい．必要な波形がみられたら，メモリー1からメモリー3までの範囲で記録できる．メモリーに収録してからプリントアウトする（図III-34）．

III 器具を用いる方法

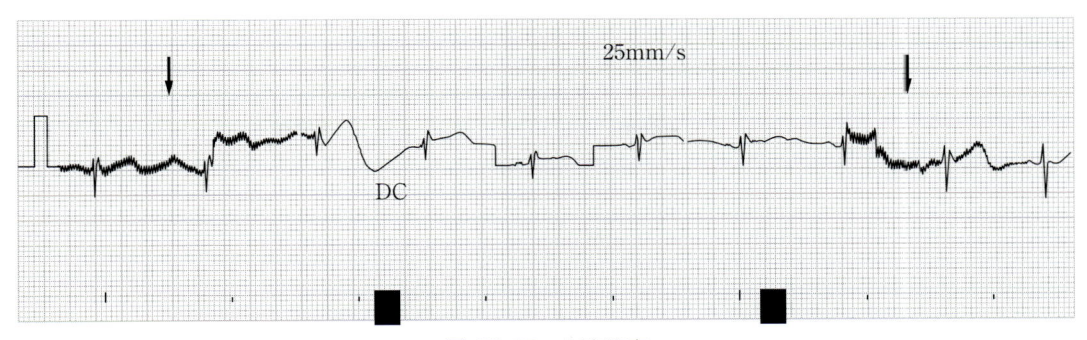

図 III-37 交流障害
I誘導モニタ↓の部分で歯科用切削具を動かしている．細かい規則的な波形が出ている

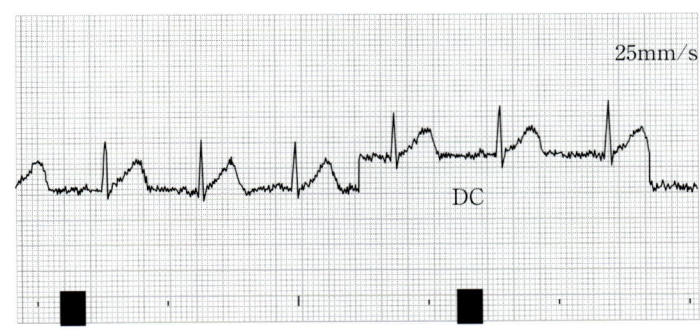

図 III-38 接触不良のため基線が乱れている
細かいフレは筋電図混入，40歳，男

2）交流障害の波形と予防

心電計使用時に，他の電気機器医療器具を用いると，交流障害が見られる．細かい波が60/min，50/minで規則的に出る場合は交流障害を疑う．対策として使用している機器のすべてにアースをとり，患者の体からもアースをとる（図III-37）ことがすすめられる．

3）筋電図について

心電図自体が心臓の筋電図であり，体動によ る筋電図も混入しやすい．冬季寒い場所で心電図をとると，震顫で筋電図が混入する．知的障害がある患者や，パーキンソン症候群患者では避けられないこともある．検査時に，上半身露出する場合は室温をあげておく（図III-38）．

> **交流障害を不整脈とまちがえた**
>
> ある都市で訪問歯科診療時に心電図モニタを使用していたところ，心室細動用の波形が出現し診療を中止した例があった．しかし，患者は何事もなく過ごしている．アースをとっていないための交流障害であった．

5. 測定値の異常

1）測定の時期

心電図をモニタとして歯科で使用する場合は，処置を始める10分ぐらい前から測定をする．記録ができるものは記録を1～2分とっておき，後で異常波形が出たときに比較する．

2）変化に対応する方法

心室性の期外収縮が3連発以上続いて，血圧低下，失神などの症状が出ない限り記録をするにとどめる．積極的な不整脈に対する治療は循環器専門医に任せる．以下に述べる致死的な不整脈の場合には，除細動を行ったり抗不整脈薬を用いるが，抗不整脈薬は催不整脈薬でもあり，適切な量を適応する不整脈に使用できなければ危険である．

3）危険な状態とはなにか

致死性の不整脈は，血行動態の悪化のため脳虚血症状が生じ，生命に危険が及ぶような不整脈で代表的なものは心室停止，心室細動である，ほかに洞不全，房室ブロック，心室頻拍，心房細動，発作性上室性頻拍などである．心臓がリズミカルに動かないために，十分な血流をえられなくなることを危険な状態という．

心電図上PQRSTがみられても心拍がない場合もある．心電図は電気的な活動をみているに過ぎないことを認識すること．ペースメーカを使用しているときはペースメーカのスパイクを心拍と見誤ることもある．

4）異常な状態に対する方法

異常心電図について

①不整脈（Arrhythmia）

正常の心臓は，規則正しく心電図上にPQRSTの波形を描きながら収縮を繰り返している．この規則性が乱れるとき，不整脈であるという．心電図モニタで最も有効なのが，不整脈の判定である．刺激の発生部位によって，大きく上室性不整脈，心室性の不整脈に分けられる．QRSの幅が狭いものは上室性で，そうでないものはWPW症候群，伝導障害と心室内変行伝導をのぞいて心室性である．

a. 危険性の少ない不整脈（図III-39）

a）心房性期外収縮を含む上室性期外収縮

b）呼吸性の不整脈；呼吸運動とともにR-R間隔が変動するもので，神経反射である（図III-41）．若年者に多くみられる．治療の必要はない．

とり違い注意

抗不整脈剤のリドカインは，10% 10ccと2% 5ccがあり，とり違いによる死亡事故が多いので気をつける．2% 5ccのみを取り揃えておくようにする．歯科用リドカインは血管収縮剤が含まれており，使えない．

上室性

「上室性」という言葉は，心室より上位の部分をさしているので，房室結節より上位に調律発生部位があることを示している．また，房室結節に調律があるときP波はみられない．

III 器具を用いる方法

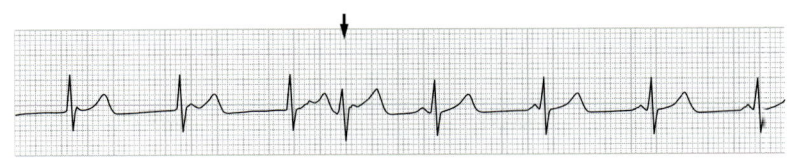

心房性期外収縮，18歳，男
全身麻酔下歯科治療中のモニタ心電図
↓は心房性期外収縮

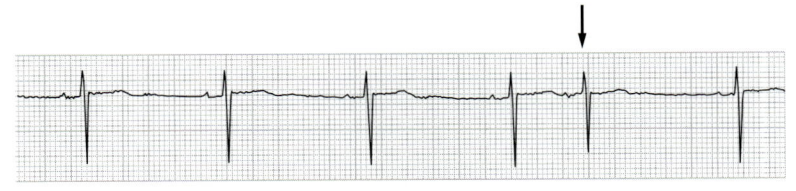

心房性期外収縮，64歳，女
図 III-39

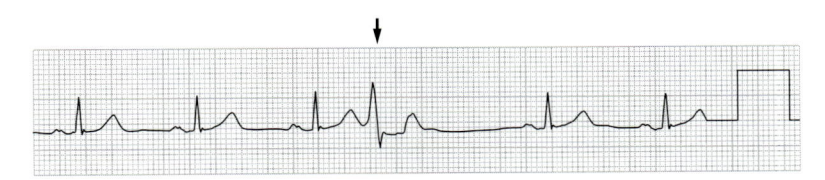

心室性期外収縮↓
先行する P 波のないことに注意
wide QRS；幅の広い QRS

Aberrant conduction では先行する P 波があり幅の広い QRS が観察される（Aberrant conduction は心室内の刺激伝導の異常）

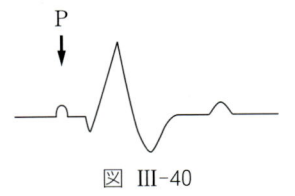

図 III-40

心房性期外収縮

心房性期外収縮は P 波が先行し，QRS は通常 0.11 msec 以下の幅の狭い narrow-QRS だが，幅の広い（wide QRS）心室内変行伝導（aberrant conduction）といわれるものがある．心室筋が一部不応期にあるために，右室の興奮がおくれるためであるが，心室性期外収縮と間違えることがあるので注意が必要である．先行する P 波の有無に気をつける．なお，期外収縮の期外は早期期外収縮の略で収縮時期のずれを表わしている（図 III-40）．

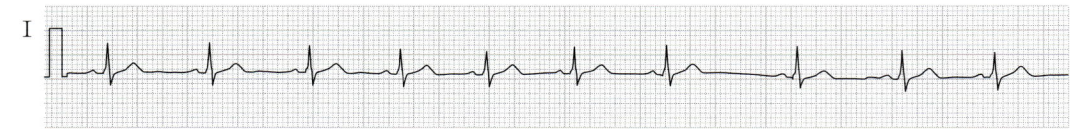

図 III-41　呼吸性不整脈
呼吸運動に従って R-R 間隔が変化する

事実上の心停止
- 心室細動
- トルサード ド ポワン（Torsades de pointes）

心室性期外収縮

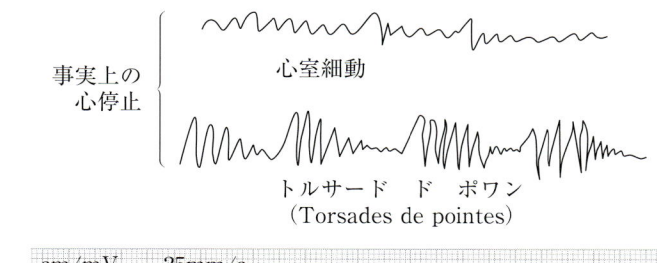

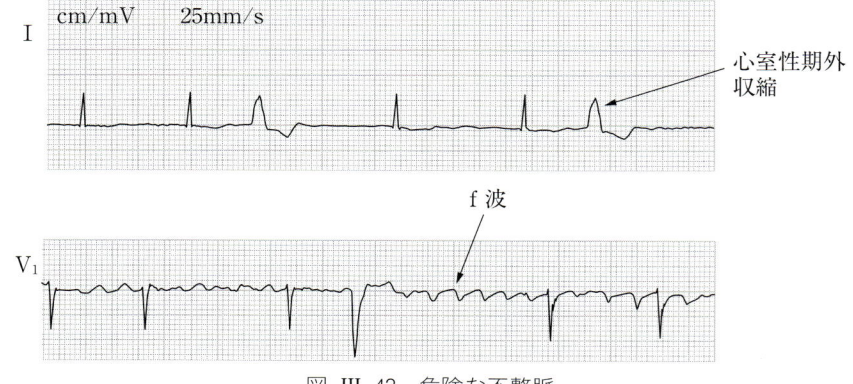

f 波

図 III-42　危険な不整脈
心房細動に心室性期外収縮を伴ったもの（同一人の心電図）
I 誘導では f 波がみえにくいが V₁ 誘導では，明瞭に診断できる

　c）1 分間に 6 回以下の血圧に影響しない心室性期外収縮
　b. 危険な不整脈[3]（図III-42）
　a）多源性心室性期外収縮
　b）心房細動；特に頻脈性心房細動
　c）心室頻拍とくに Torsades de pointes
　d）洞不全症候群（徐脈頻脈症候群）
　e）心室細動
　②頻脈（図III-43）
　成人で 100 回/分以上，小児で 180 回/分以上をいう．ちなみに心電図では 12 歳までを小児としている．血液は粘性があるので早すぎる心臓の拍動は有効に血液を駆出できない．頻脈は薬剤で対応するより原因を取り除

危険な不整脈

　血液は，適正な速度でリズミカルに拍動する心臓からもっとも有効に駆出される．危険な不整脈というのは，大きく分けて早すぎる心臓拍動と遅すぎる拍動に分けられる．遅すぎれば送り出す血液が必要量より少なくて重要臓器への酸素，栄養が滞る．早すぎると，粘稠な血液を心臓は能率よく駆出することができないので末梢組織は血液不足に陥る．

III 器具を用いる方法

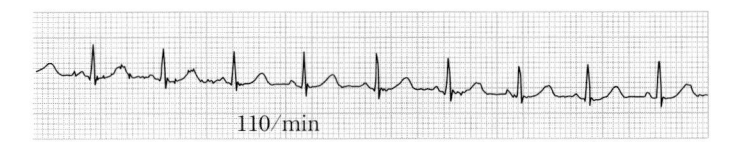

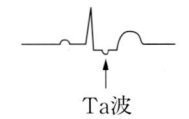

図 III-43 頻脈（Tachycardia）
頻脈時に Ta 波がみられることがある．P 波の再分極波のことで通常は QRS に隠れている

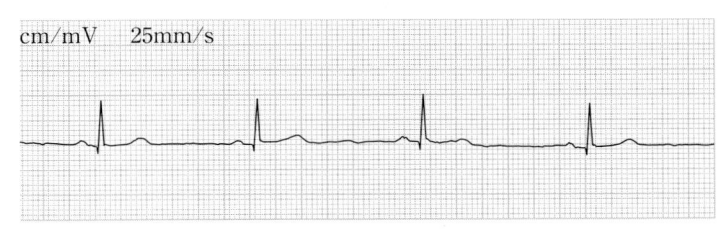

図 III-44 徐脈（Sinus bradycardia）

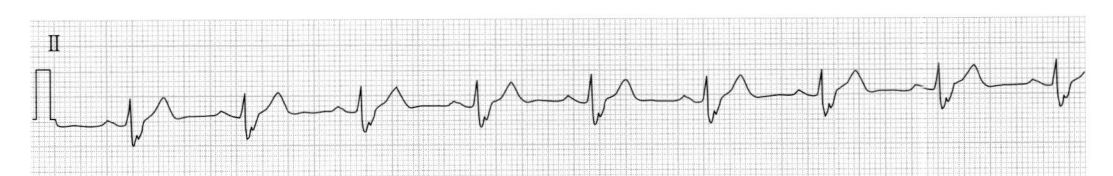

幅の広い QRS（wide QRS）

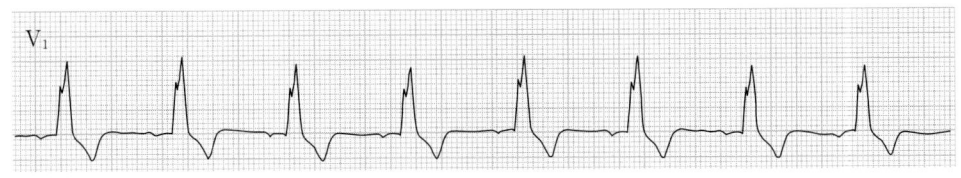

伝導障害（右脚ブロック）（同一人の心電図．II．V_1）
V_1 で RSR'type

図 III-45

く必要がある．
原因；疼痛，低酸素，出血など．
③徐脈（図III-44）
成人で 60 回/分以下，小児で 80 回/分以下をいう．著しい徐脈は血圧を下降させる．0.01 mg/kg の硫酸アトロピンの静脈内投与，オトガイ孔圧迫などで効果がある．スポーツマンで徐脈の場合は 40 回/分でも血圧に変化がなく，治療の必要がない（スポーツマン心臓）．

④波形異常
伝導障害（Block）（図III-45），変行伝導（aberrant conduction），心室性不整脈（Ventricular premature beats）など（図III-46）．刺激伝導系の異常のため正常波形とくらべて，幅が広く，変形した QRS（wide

72 ♂ PVC Ⅱ

先行するP波のない
幅の広いQRS

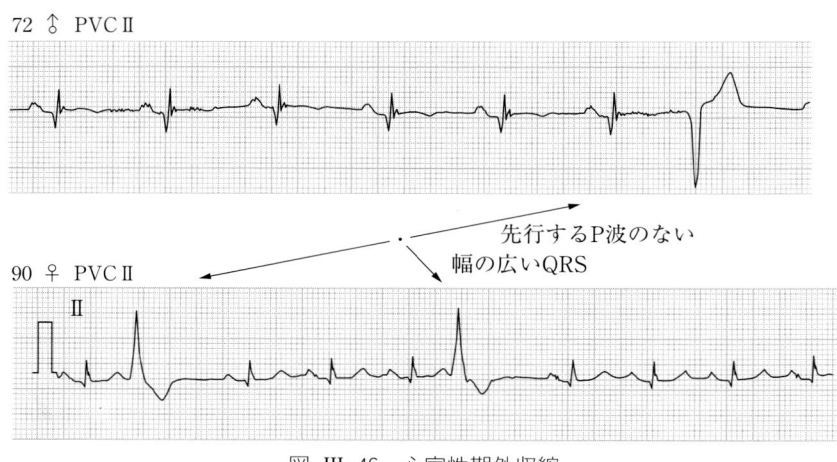

90 ♀ PVC Ⅱ
Ⅱ

図 Ⅲ-46　心室性期外収縮

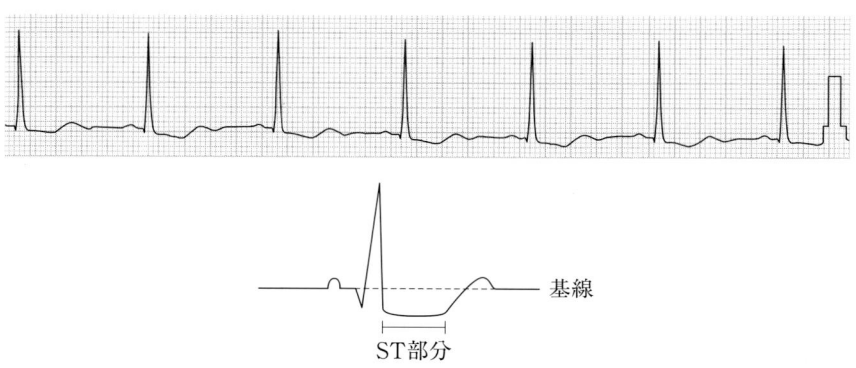

基線
ST部分

図 Ⅲ-47　心筋虚血（ST部の低下がみられる）

QRS）を示す．

⑤虚血性変化

ST部の低下で示されるが，モニタ心電図では判定しにくいがV₄の誘導をモニタで使用すると感度が高いという[4]（図Ⅲ-47）．

頻脈のときは，Ta波（心房の再分極部分）がQRSのすぐ後に出現してST低下と誤認されることがある（図Ⅲ-43参照）．

⑥WPW症候群，Brugada症候群，不整脈源性右室異形成症，Torsades de pointesについて

WPW症候群は⊿波（デルタ波）が特徴的で，突然に頻拍発作を起こし致死的な状態になることがある（図Ⅲ-48）．

Brugada症候群は，胸部誘導のST上昇がみられるほかは特徴的な心電図上の変化がなく突然の頻拍発作を起こす．

不整脈源性右室異形成症は，右室が脂肪変性を起こし心電図上ではQRSの後にノッチのε（イプシロン）波がみられる．突発的な心室性頻脈を起こす．

Torsades de pointes：危険な不整脈であり多源性の心室頻拍で時間とともに極性が変化するもの．

⑦ペースメーカ心電図（図Ⅲ-49）

高度の徐脈，高度の伝導障害で十分な心拍出量が得られないときに人工的に心臓に通電刺激して，正常心拍数を維持する方法がペー

III 器具を用いる方法

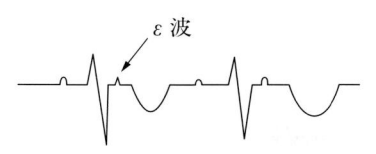

ε波

不整脈源性右室異形成症

58 ♀ WPW症候群

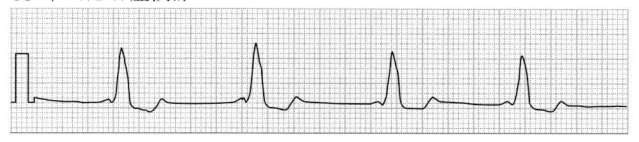

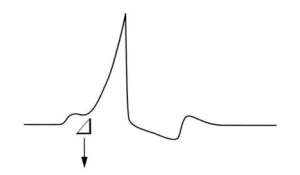

ここを Δ（デルタ）波という
刺激伝導系の奇形による

図 III-48 WPW症候群

ペースメーカのスパイク

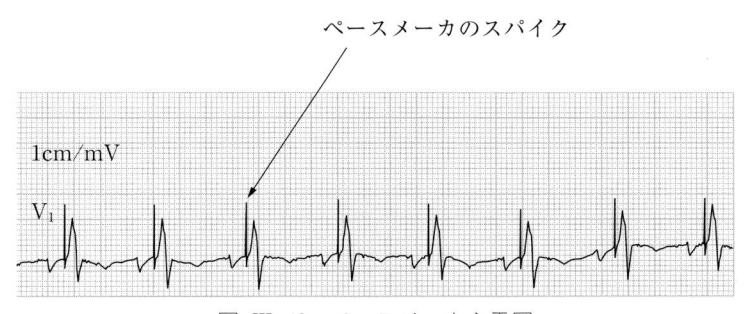

1cm/mV
V_1

図 III-49 ペースメーカ心電図
高度の徐脈のために生命の危険がある患者に人工的に電気刺激をして心拍をコントロールする

スメーカである．心電図上には鋭いスパイクがみられる．通常，体に植込まれている．

注意すべき点：電磁干渉（EMI：Electromagnetic interference）

外部からの電気や磁気の影響を受けペースメーカが誤作動をすること．電気メス，通電鍼治療器，除細動器，電気毛布，電子レンジなどが影響する．ペースメーカに悪影響を与えるといわれる携帯電話は，患者が不安感をおぼえるなどの精神的な悪影響のほうが大きい．

ペースメーカ手帳：ペースメーカ植込み患者は植込んだペースメーカの種類，モード，植込んだ時期，植込んだ医療機関，バッテリ交換時期を記載した手帳を持っている．心電図モニタでスパイクがみられたら手帳で確認する（図III-50）．

ペースメーカ不具合の折には，すぐに植込み医療機関に搬送する．

5）不整脈の対応法

一律な対応法も治療法もない．不整脈の治

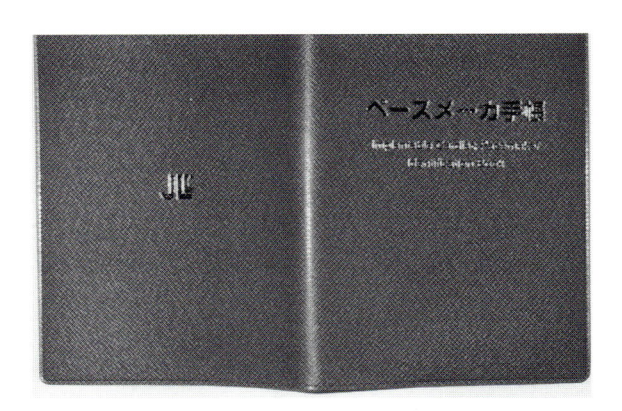

この手帳の携帯者は心臓ペースメーカの植込み手術を受けています．
緊急時には，右記の担当医師までご連絡下さい

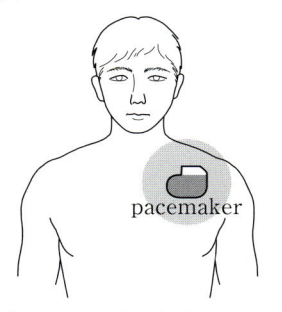

pacemaker

A cardiac pacemaker is implanted into bearer of this book in case of emergency, please contact the hospital or the physician as described on the right page

植込み病院 (Implanting Hospital)

病院名 (Hospital Name)
住　所 (Address)
電　話 (Telephone No.)
科　名 (Department)
担当医師名 (Doctor's Name)

図 III-50　ペースメーカ手帳

療行為自体が危険を伴うが一応の目安を記す．いずれも循環器の専門医の指示を仰ぐか，治療を依頼すること．抗不整脈薬の投与は循環器専門家に任せることが無難である．

心停止，心室細動などの緊急事態ではこの限りではない．

①頻脈：不安，疼痛，貧血，低酸素などの原因を除去する．

植込み型除細動器

ICD：implantable cardioverter defibrillator（植込み型除細動器）について；致死的重症不整脈がある患者に使用される，患者の体に植え込む小型の除細動器．心室細動や頻拍発作が起きると検知して，自動的に除細動を行う装置．意識がないときに作動することが多いが，意識があるとき作動すると患者に衝撃がある．

III　器具を用いる方法

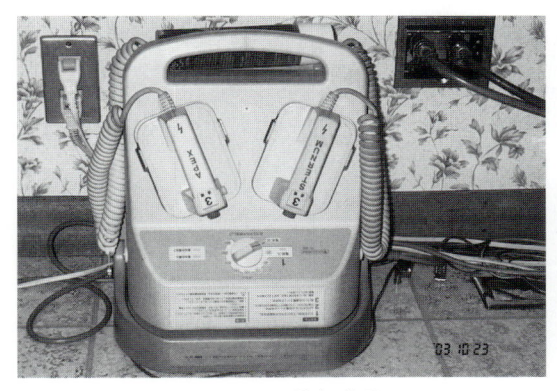

図 III-51　除細動器

②徐脈：極端な徐脈には硫酸アトロピンの静脈内投与．

③WPW症候群：適当な抗不整脈薬（Ia, Ic群）を使うか，循環器専門家に依頼してカテーテルアブレーションによる根治術を行う．

④高度徐脈，高度房室ブロック：一時的ペースメーカの使用．

⑤心室細動，心房細動，心室頻拍：除細動器による除細動と抗不整脈薬の投与，繰り返す場合は循環器の専門家によるICD（植え込み型除細動器）を用いる．

6）測定できない場合の対応法

①全く測定できない場合は「心電計の故障」「電極はずれ」「断線」，「バッテリー不足」である．機種により「電極はずれ」の警告が出るものもある．

対策：電極の装着状態とニューズや心電計テストモードの確認．

②ECGクリーム（皮膚と電極の導電性を高める媒体）が不十分．接触不良の警告が出る場合もある．

対策：クリームを皮膚に十分刷り込む．

③細かい不規則な波形が無数にみられ，真の波形が良くみえない．寒さで震えたり，体動が激しく，筋電図が混入する．

対策：患者を安静にさせて室温をあげて測定する．精神遅滞やパーキンソン症候群の患者ではやむ得ないこともある．

④交流障害，他の医療機器からの妨害電流．使用中の電気機器すべてにアースをとる（p. 42参照）．

6．まとめ

心電図診断は簡単ではないが，モニタ心電図は利用範囲を限定するかぎり一定の有用性がある．患者の既往から心臓疾患，不整脈を

除細動器

除細動は成人では100〜200ジュールを使う．全自動除細動器が市販されているので使用は難しくない（図III-51）．携帯型自動除細動器（Automated External Defibrillator）…重量3kgの小型除細動器が市販されている．一般市民が使用できるように，スイッチをオンにすると後は日本語音声で指示してくれて，大半は自動的に行う除細動器である．例；FirstSave®

モニタ心電図をみるとき

モニタ心電図をみるときPQRSTを意識してみることが大事で，特に情報量の少ないP波とST部は2度みると，見落としが少なくなる．

監視するのに最適なモニタである．

特に危険な兆候を示す心電図は記憶しておいて，診療中の事故を未然に防止するのに役立てて欲しい．

歯科診療中の心電図で異常に気がついたら，循環器の専門医に紹介し適切な治療を受けるように患者に指導する．

心電図は患者に苦痛を与えない非侵襲の検査機器であり，得られる情報は患者の現在の心臓の状態を教えてくれる．12誘導心電図は，解析ソフトもあり即時に判定する必要性はすくない．しかし，モニタはその時点で対応しなければならない．心電図を診断し利用するために十分な知識が必要であるのでさらに適当な参考書を参照されたい．

（瀬畑　宏）

文　献

1) 圓　直美：心電図の見方・読み方，150～153, 照林社, 東京, 2002.
2) 宮坂勝之：臨床医が知っておくべき各種患者モニターの基本事項, LiSA別冊, Annual Refresher Course Lecture 9：2～9, 2002.
3) 本田　完, 他：術中の不整脈, Lisa, 18(6)：521～548, 2001.
4) Landesberg G, Mosseri M, Wolf Y, et al.：Perioperative myocardial ischemia and infarction：identification by continuous 12-lead electrocardiogram with on-line ST-segment monitoring, Anesthesiology 96：264～270, 2002.

参考図書一覧

① 三宅良彦, 平野千代, 他：心電図の見方・読み方, 照林社, 東京, 2002.
② 榊原記念病院看護部：心電図コンプレックスをなくそう, 日本看護協会出版会, 東京, 1997.
③ 相澤義房, 他：心電図を読む, Heart-View 11月増刊号, Medical view, 2001.
④ Dale Dubin, 宮下英夫訳：図解心電図テキスト, 文光堂, 東京, 1972.
⑤ 高階經和：やってみようよ！心電図, インターメディカ, 東京, 2002.
⑥ Andrew R. Houghton and David Gray, 村川祐二, 山下武志訳：ECGブック・心電図センスを身につける, メディカル・サイエンス・インターナショナル, 東京, 1998.

4　自動体外除細動器
(AED：Automated External Defibrillator)

1. はじめに

わが国では，年間3～5万人が心臓突然停止で死亡しているといわれている．この突然死の原因の多くは心室細動（VF：Ventricular Fibrillation）（図III-52）である．この致死性の不整脈である心室細動と，心室細動の前兆である心室頻拍（VT：Ventricular Tachycardia）（図III-53）にとっては電気的除細動が唯一の治療法である．

近年，倒れた人の体に電極をつけ，音声に従ってボタンを押すだけで簡単に使える自動体外除細動器が開発された．すでに海外の駅や空港，交通機関など公共の場に設置が進んでおり，救命率の向上に成果をあげているという．アメリカでは規定のトレーニングを受

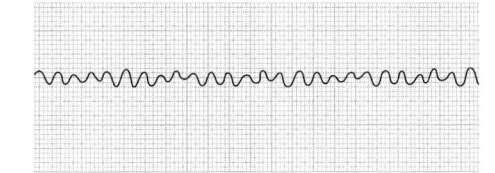

III 器具を用いる方法

ventricular fibrillation（VF）
図 III-52　心室細動（VF）の心電図

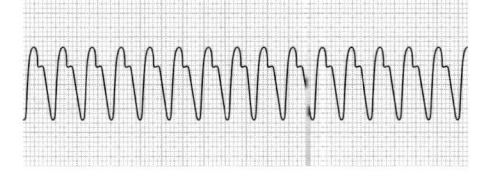

ventricular tachycardia（VT）
図 III-53　心室頻脈（VT）の心電図

講すれば誰でも使用できる．わが国でも一般人にこのシステムが導入されることになっている．専門知識のない一般人もこのように使用できるのであるから，歯科医師は一次救命救急処置のなかに AED を組み入れて心肺蘇生を行うことを当然理解していなければならない（図III-54）．

2．機器のしくみ

　除細動とは，心室細動や心室頻拍が起こった心臓に電気的ショックを与え，それらを止めることをいう．自動体外除細動器は，除細動が必要な不整脈か否かをすばやく判断し，適切なエネルギーを選択することを自動的に行う．
　1）胸に貼った電極から得られた心電図を解析する．
　2）心室細動や心室頻拍が起きている場合に限って，機器は除細動が必要であると判断する．
　3）除細動が必要であると判断したときのみ，心臓に電気的ショックを与える．
　4）通常は150ジュールや200ジュールなどの強いエネルギーを出力する．
　5）1回の電気ショックで不整脈が止まらない場合，機器はさらに強いエネルギーを心臓に与える．

3．操作方法

　1）患者に電極を装着する（図III-55）
　2）電源を ON にする
　3）音声に従ってボタンを押す

4．操作や手順を間違えたらどうなるか

　1）電極を左右逆に貼り付けたらどうなるか．
　解析精度や除細動効果は変わらない．心電図の極性が反転するだけである．
　2）指示がないのにボタンを押したらどうなるか．
　誤作動はほとんどないと考えてよい．除細動が不要な患者に電気ショックを与えてしまった例は今までない．

5．注意点

　1）意識，呼吸，脈拍など循環のサインのない患者にのみ使用する．
　2）解析中や通電の際には患者に触れない．
　3）電極をしっかりと患者に貼る．胸毛は剃らなければならない．
　4）8歳未満もしくは25kg未満の小児には使用できない．
　5）濡れた場所での使用は危険である．患

45

患者の意識がなく，呼吸停止，脈拍を触知しないことを確認したら...

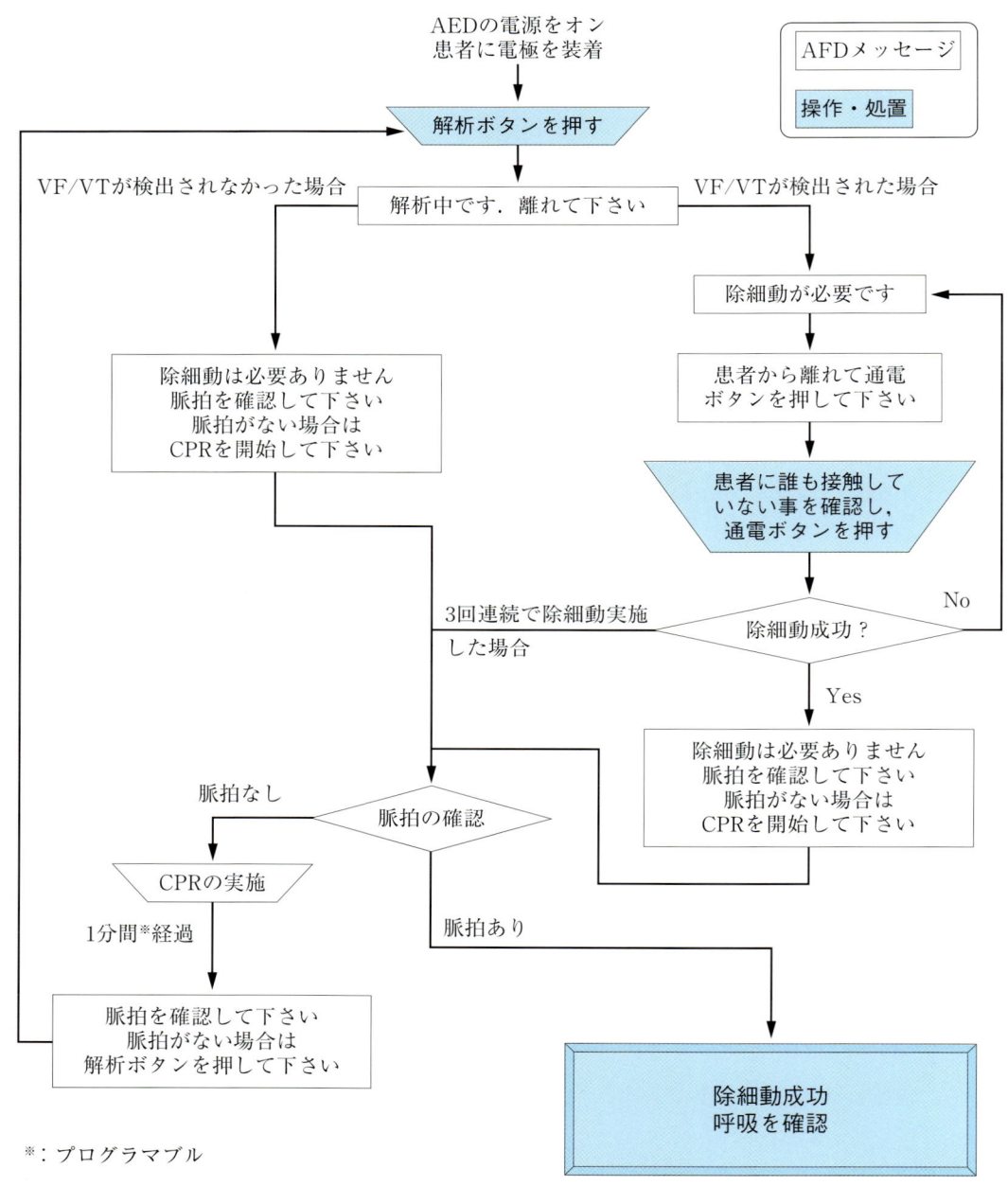

```
                    AEDの電源をオン
                    患者に電極を装着           ┌──────────┐
                           │                  │ AEDメッセージ │
                           ▼                  ├──────────┤
                    ┌──────────┐              │ 操作・処置  │
                    │解析ボタンを押す│              └──────────┘
                    └──────────┘
         VF/VTが検出されなかった場合    │    VF/VTが検出された場合
              ┌──────────┐
              │解析中です．離れて下さい│
              └──────────┘
                                           ┌──────────┐
                                           │除細動が必要です│◄────┐
                                           └──────────┘     │
              ┌──────────────┐           ┌──────────┐     │
              │除細動は必要ありません │           │患者から離れて通電│     │
              │脈拍を確認して下さい  │           │ボタンを押して下さい│     │
              │脈拍がない場合は    │           └──────────┘     │
              │CPRを開始して下さい  │           ┌──────────┐     │
              └──────────────┘           │患者に誰も接触して│     │
                                           │いない事を確認し，│     │
                                           │通電ボタンを押す  │     │
                                           └──────────┘     │
                3回連続で除細動実施               ◇ 除細動成功？ ├──No─┘
                した場合                         │
                                                 Yes
                                           ┌──────────────┐
                                           │除細動は必要ありません │
          脈拍なし    ◇脈拍の確認◇          │脈拍を確認して下さい  │
              │          │                 │脈拍がない場合は    │
              ▼          │脈拍あり           │CPRを開始して下さい  │
         ┌────────┐                        └──────────────┘
         │CPRの実施 │
         └────────┘
          1分間*経過
              ▼
         ┌──────────────┐
         │脈拍を確認して下さい  │
         │脈拍がない場合は    │
         │解析ボタンを押して下さい│           ┌──────────────┐
         └──────────────┘           │    除細動成功     │
                                           │    呼吸を確認     │
    ※：プログラマブル                        └──────────────┘
```

図 III-54　AEDを用いた一次救急救命処置の手順

者や機器の周囲で濡れているところは必ずふき取る．

　6）いつでも使用できるよう，メンテナンスの簡単な機器を選ぶ．

（大井久美子）

図 III-55 電極の装着

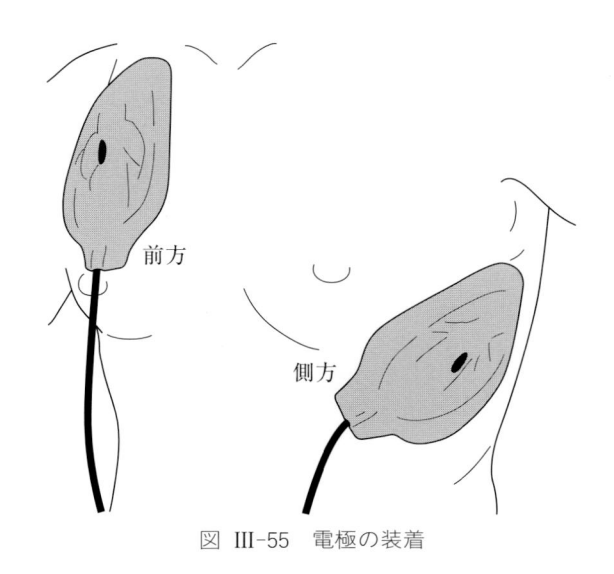

5 パルスオキシメータ

1. はじめに

　生体が生命活動を維持するためには，酸素を取り入れて二酸化炭素を出さなければならない．ヒトではこの活動は呼吸と循環として認識されている．パルスオキシメータはこれらの呼吸と循環，特に呼吸状態をモニタする機器として極めて優れた特徴を持つ．

　日本麻酔科学会の「安全な麻酔のためのモニタ指針」には，「② 酸素化のチェックについて」の項に「皮膚，粘膜，血液の色などを看視すること」という記述とともに，「パルスオキシメータを装着すること」との記載があり，安全な医療のためのパルスオキシメータの使用を義務づけている．

　また，2003年に厚生労働省が発表した歯科医師の救命救急研修ガイドラインの中では，本項で扱うパルスオキシメータは心電計，血圧計とともに「非侵襲的モニターの装着および検査」という項目において，研修医が実際に装着および検査を行うA（研修指導医または研修指導補助医の指導・監督下での実施が許容されるもの）に分類されている．つまり，研修内容にも歯科医師はパルスオキシメータを使用できること，さらにその測定結果を評価できることが水準となっている．

　特に，この機器は較正を必要とせず非侵襲的で，かつ短時間で測定できることから，日常の歯科臨床に使用する際に推奨できるものである．

　「較正」とは，その機器を使用する前に正確な値が得られるように，機器のスイッチを入れてウォーミングアップをしたり，既にわかっている濃度や量の物質を前もって機器で測定するなどして値を合わせておくことである．較正は，正確なデータを得るために必要であるが，煩雑な較正が必要なモニタは多忙な日常臨床には採用しにくい．スイッチを入れるだけで較正が不要なパルスオキシメータ

表 III-7　低酸素症の原因

1	環境	高地・高山での大気圧の低下
2	中枢	睡眠時無呼吸症候群・薬剤
3	循環器	心疾患
4	呼吸器	喘息・肺水腫
5	気道	異物による気道狭窄・閉塞
6	ヘモグロビン	メトヘモグロビン血症
7	血流障害	ショック・寒冷

表 III-8　チアノーゼがわかりにくい場合

1	濃い皮膚の色	有色人種，日焼け
2	高度の貧血	ヘモグロビン量の低下
3	低体温	気温低下
4	極端な過換気	過換気症候群
5	異常ヘモグロビン	一酸化炭素ヘモグロビン

は，歯科治療のモニタとして優れているといえる．

「非侵襲的」とは，患者に痛みや不快感を与えずにデータ収集ができ，評価が行えることをいう．日常生活の合間に行われる歯科治療では，患者に痛みや不快感を与えずに快適な診療を提供するべきで，そのためのモニタ自体も痛みや不快感を伴わないものが望ましい．パルスオキシメータは，洗濯バサミのようなプローブと呼ばれる測定端子を指に装着するか，粘着力のあるテープに囲まれた発光部と受光部からできているプローブをセットするだけで測定できるので，痛みや不快感はない．さらに，特に消毒や厳密な固定を要しないので，歯科診療時にはうってつけのモニタということができる．

また，パルスオキシメータはほぼその時点での値を示すことができるので，リアルタイムという意味で対応が速やかに行える．以上の理由から，パルスオキシメータは歯科治療のモニタとして優れた機器といえる．

2．測定方法，測定原理

1）低酸素症と低酸素血症，チアノーゼ

前述したように，生命維持活動に酸素は必要不可欠なものである．これが不足した状態を低酸素症（ハイポキシア：hypoxia）とい

い，重篤な場合には生命の存続に関わるものであるから，速やかな対処，すなわち，低酸素症の改善をしなければならない．低酸素症にはさまざまな原因があるが，高地・高山での大気圧の低下，睡眠時無呼吸症候群などによる中枢性の呼吸抑制，重篤な心疾患による循環の酸素運搬能低下，異物による気道の狭窄・閉塞，メトヘモグロビン血症といったヘモグロビンの異常，ショックや寒冷などによる末梢の血行障害などさまざまである（表III-7）．一方，酸素は肺から取り込まれた後に，血流に乗って各臓器に運ばれて消費される．血液中の酸素が通常より低くなった状態を低酸素血症（ハイポキセミア：hypoxemia）という．低酸素血症を簡単に発見するためには，口唇や皮膚，爪の色が青紫色に変化するチアノーゼ（cyanosis）が用いられている．しかし，元来皮膚の色が濃い場合，高度の貧血，低体温，極端な過換気，ヘモグロビン（血色素）の異常などでチアノーゼがはっきりしないことがある（表III-8）．

2）動脈血酸素飽和度

低酸素血症は血液，特に動脈血の酸素量を正確に測定することで診断が可能である．酸素は，その98％以上が血液中でヘモグロビンと結合して酸化（酸素）ヘモグロビンとなり運搬され，組織でヘモグロビンから離れて利用される（図III-56）．このヘモグロビンが，最大に結合可能な酸素量と実際に結合し

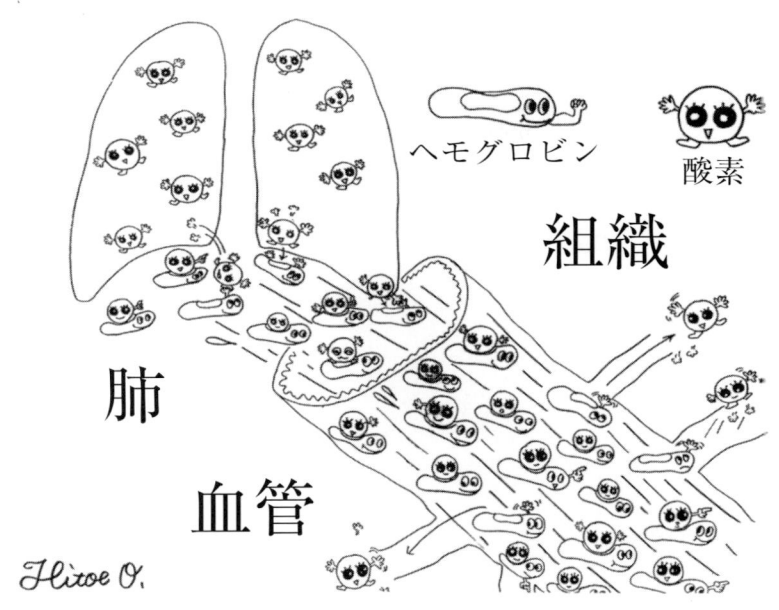

図 III-56　ヘモグロビンによる酸素の運搬
肺で取り込まれた酸素の多くはヘモグロビンと結合して各組織へ運ばれ，利用される

た酸素量の割合を酸素飽和度と呼び，特に動脈血中の酸素飽和度を動脈血酸素飽和度（Saturation of arterial oxygen：SaO_2）という．この酸素飽和度が低ければ，吸入気中の酸素濃度，換気量，肺胞壁，ヘモグロビン，心拍出量，血流量，末梢循環のいずれかに異常があることを示している（表III-9）．すなわち，呼吸・循環動態を酸素の取り込みの面からモニタしようとするときに，動脈血酸素飽和度は非常に良い指標となる．

この酸素飽和度は実際に動脈血を採血して，オキシメータと呼ばれる機器で測定できる．しかし，動脈の採血は無菌下に行う必要があり，血液の採取には高度な技術が求められ，静脈にも増して激しい痛みを与える．また，感染や止血困難，場合によっては動脈支配領域の壊死の可能性など合併症が多い．測定に時間を要し連続測定もできない．さらに，オキシメータは極めて高価格であること

表 III-9　酸素飽和度を変化させる要素

1	吸入気中の酸素濃度
2	換気量（呼吸量・呼吸筋）
3	換気回数（呼吸数）
4	肺胞壁の性状
5	ヘモグロビン
6	心拍出量
7	血流量
8	末梢循環

から歯科治療時のモニタに適しているとはいえない．

3) パルスオキシメータの測定原理

呼吸・循環動態の重要な指標となる動脈血酸素飽和度を，より簡便かつ正確に測定しようと，1971年頃，日本の医用工学者が動脈の拍動を利用した機器を開発した．これがパルスオキシメータの草創であったが，わが国ではほとんど普及せず，その後アメリカで改良が加えられた．わが国に1984年頃にアメリカ製の機器が紹介され，簡便で正確に酸素

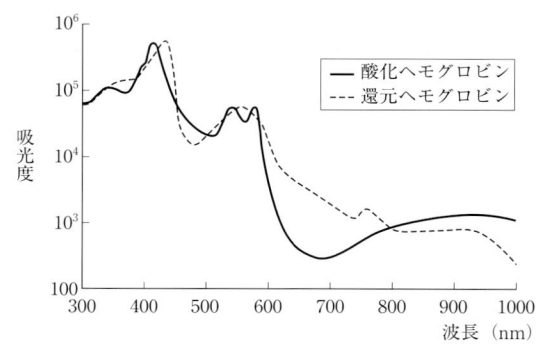

図 III-57 ヘモグロビンのスペクトル
酸化ヘモグロビンと還元ヘモグロビンは，図のような吸光スペクトルを持っている．パルスオキシメータでは，発光ダイオードから波長 660 nm の赤色光と波長 940 nm の赤外光を発生させて光ダイオードで感知して，それぞれの吸光度を電流に換算する

飽和度が測定でき，機械自体も小型軽量であることから急速に広がった．現在では，安全な全身管理のために，手術室での全身管理では必要不可欠なものとなり，その他，回復室や集中治療室で呼吸状態をモニタしたり，喘息患者の呼吸管理に使われたり，睡眠時無呼吸症候群の診断などと，幅広く利用されるようになってきている．

①酸化ヘモグロビンと還元ヘモグロビン

パルスオキシメータで測定している動脈血酸素飽和度は，動脈の血液中の最大に結合可能な酸素量と実際に結合した酸素量の割合のことである．酸素は，血液中ではその98%以上が血色素すなわちヘモグロビンと結合した状態で運搬される．酸素飽和度は，酸素と結合した酸化ヘモグロビン（HbO_2）と，酸素と結合していない還元ヘモグロビン（Hb）の相対的な濃度がわかれば求められる．

②赤色光と赤外光の吸光度

ところで，色素が溶けた溶液は濃度が高いほど光の吸収（これを吸光という）が強く，「吸光量は入射光と溶質濃度の積に比例する」というランバート-ベールの法則がある．つまり入る光を一定にした場合，濃度が濃いほど吸光度が増す，すなわち，出てくる光の量が減少することになる．血液を均質な溶液と見立てて血液に光をあて，その吸光度を測り，この法則を用いると，酸化ヘモグロビンと還元ヘモグロビンのそれぞれの相対濃度が求められる．実際には，それぞれのヘモグロビンの特性に合わせた波長 660 nm（mm^{-6}）の赤色光と 940 nm の赤外光を血液に当て，その吸光度を求めれば酸素飽和度がわかる（図III-57）．ただし，この法則は均質な溶液を前提としたもので，ヘモグロビンが粒状になっている血液では厳密には成立しないとの論議もある．

③動脈血の酸素飽和度

さらに，静脈血ではなく動脈血の酸素飽和度を測るために，機器の内部では吸光度の変化を時間的に追い，脈動と認識できる各ヘモグロビンの吸光度を検知している．その上に，これらの赤色光と赤外線光を交互に毎秒720回程度点滅させ，周辺の光の成分や体動による吸光度の変動を排除して動脈血酸素飽和度として表示する．

パルスオキシメータは，指先や耳朶（耳たぶ）に測定機器（プローブ）を取り付けるので，実際にはさまざまな硬組織や軟組織，静脈などでこれらの光線が減衰される．そこで，動脈血が血管内で拍動していることを手がかりに，吸光度の変動成分だけを取り出して酸化ヘモグロビンと還元ヘモグロビンの吸光度，すなわち相対濃度から動脈血酸素飽和度を測定している．なお，この変化する吸光

III 器具を用いる方法

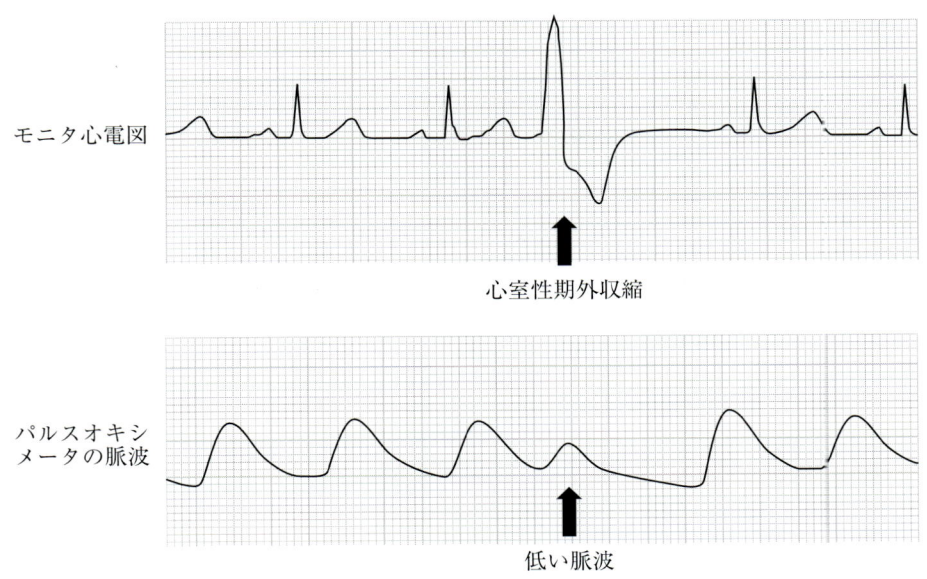

図 III-58 心電図の不整脈に一致して得られた脈波
心室性期外収縮のために心拍出量が減少し，脈波の高さが減少している（資料提供：神野成治先生）

度は全体の1〜2%と極めて小さい．

4）脈拍数（脈波，プレスチモグラフ）

パルスオキシメータは，動脈血酸素飽和度以外に脈拍数が測定できる．これは，前述したように動脈血の吸光スペクトルを得るために，パルスオキシメータが同時に脈波を測定していることを利用している．脈波とは，血液が拍動ごとに心臓から動脈血として拍出されるときに血管壁を圧迫する圧力の時間的な変化を追った波形である（図III-58）．心拍に同期しているから，脈波1周期の時間を60秒間で何回にあたるかを計算すれば，脈拍数（回/分）がわかる．この値をパルスオキシメータは脈拍数として表示する．なお，心拍数（Heart Rate：HR）は，心臓の1分間の拍動数をいうが，血管病変がない場合には脈拍数（Pulse Rate：PR）と同じと考えてよい．さらに，機種によっては脈波をディスプレイ上に表示するものもある．これから脈波をモニタすることが可能となり，プローブを取り付けた末梢の指や耳朶の血流を推測できる．

脈波

動脈血が拍動ごとに心臓から拍出されるときに，血管壁を圧迫する圧力を時間にあわせて変化を追った波形．縦軸を圧力，横軸を時間として，山の形の波形となる．心拍に同期しているので，脈波1周期の時間を60秒間で何回にあたるかを計算すれば，脈拍数，Pulse Rate：PR（回/分）がわかる．この値をパルスオキシメータは脈拍数として表示する．なお，心拍数（Heart Rate：HR）は，心臓の1分間の拍動数をいうが，血管病変がない場合には脈拍数と同じと考えてよい．

5) SaO_2 と SpO_2

動脈血酸素飽和度は，実際に動脈血を採取してオキシメータで測定した値を SaO_2 (Saturation of arterial oxygen) と略記してきたので，開発当初はパルスオキシメータで測定した動脈血酸素飽和度も SaO_2 と示してきた．しかし，パルスオキシメータから得られるものは，厳密な意味で動脈血を採取したものではないので，それと区別するために，percutaneous（経皮的）という単語を使い，SpO_2 (Saturation of percutaneous arterial oxygen) と表すようになった．さらに，同じ略語であるが，近年のパルスオキシメータの急速な普及により，SpO_2 を Oxygen saturation by pulse oximeter，すなわち，「パルスオキシメータで測定した動脈血酸素飽和度」とみなすことが多くなった．なお，一般病院ではこの SpO_2 のことを単に「サチュレーション」と呼ぶことも多い．

6) 正常値

動脈血酸素飽和度は，最大に結合可能な酸素量と実際に結合した酸素量の割合のことであるから，動脈血中のすべてのヘモグロビンが酸化ヘモグロビンとなっているのが理想的で，100%が正常値となりそうである．しかし，実際には動脈血液中のすべてのヘモグロビンが酸化ヘモグロビンとなっていることは少ない．健康成人に 100% の酸素を吸入させても，全例で動脈血酸素飽和度が 100% となることはほとんどない．また，2～5% 程度の測定誤差があるといわれているので，正常値（基準値）は 95～100% とする．この誤差の原因は，後述するが，外からの光，装着位置の不備，体動，静脈の拍動，障害電流，造影剤，マニキュア，重篤な貧血，異常ヘモグ

表 III-10　酸素飽和度測定の誤差の原因

1	外光
2	プローブの装着部位
3	体動
4	静脈の拍動
5	障害電流
6	造影剤
7	マニキュア
8	重篤な貧血
9	異常ヘモグロビン

ロビンなどが考えられる（表III-10）．

脈拍数の正常値は成人では 55～100 回/分，小児では 80～120 回/分である．それぞれの正常値より少ないと徐脈（bradycardia），多いと頻脈（tachycardia）という．パルスオキシメータは脈波を感知してそれを数秒間機器に取り込み，1 分間の回数として換算し，その平均を脈拍数として表示する．したがって，著しい不整脈があったり，体動などで脈波が正確に表示されないことなどを念頭に置く．

7) 各種のパルスオキシメータ

図に示すように，各種のパルスオキシメータが各社から発売されている（図III-59～67）．かつては数百万円と高価格であったが，最近では 10 万円台まで下がり入手しやすくなっている．測定原理はどの機種も同じであるが，脈波の検出方法，後述する測定に障害となる外光やそれに起因するデータを除外するプログラム，測定に大きな影響を与える体動による測定成分を排除するシステムなどに各社が工夫を凝らしている．データが不正確になっていると機械が判断したときには，表示が点滅したり，それまでの値を継続して表示したり，表示を中止したりするものがある．

III 器具を用いる方法

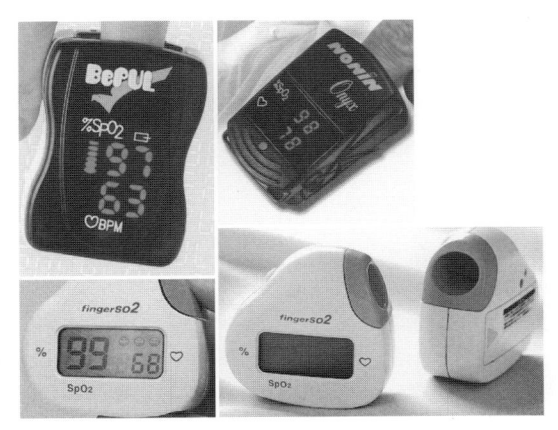

図 III-59 本体とプローブが一体となっている機種
価格も安くて導入しやすいが,治療中に継続して測定するには外れやすい.治療前のスクリーニング,治療後の状態把握に有効である.在宅・訪問診療などに使われている

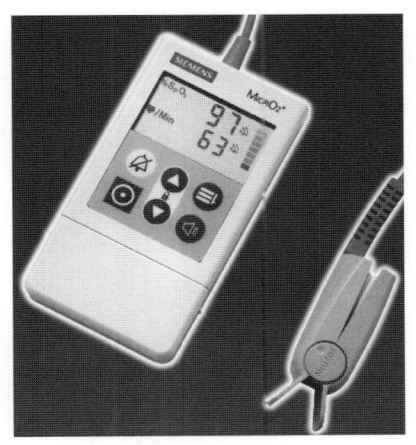

図 III-60 最新型のパルスオキシメータは,プローブに比べて本体も小型化が図られている

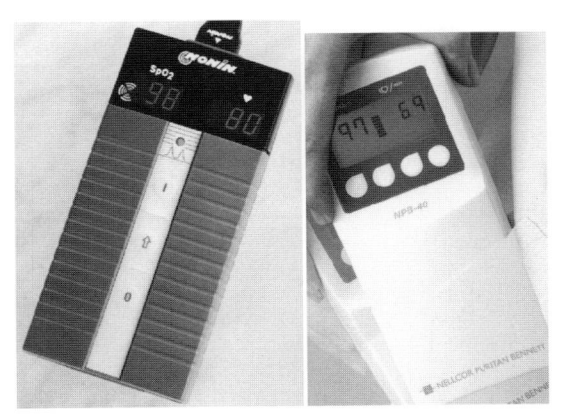

図 III-61 操作パネルもできるだけ単純化したパルスオキシメータ

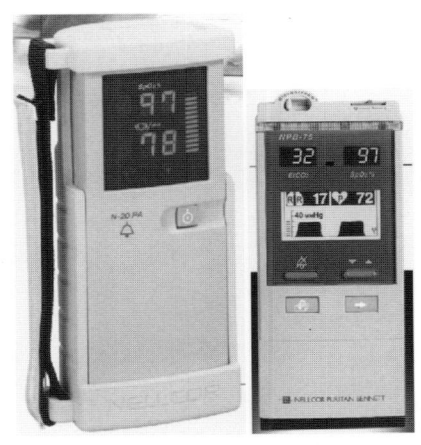

図 III-62 左の機器のように脈波を棒状に表示するものや右のようにカプノメータ(68ページ参照)との複合機もある

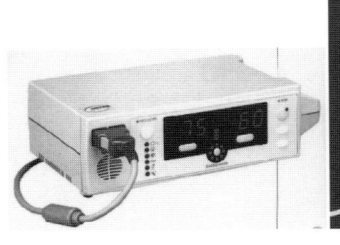

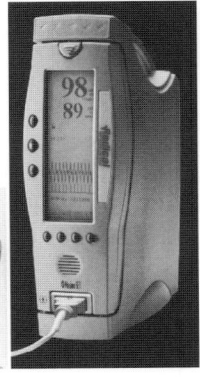

図 III-63 右のパルスオキシメータは,体動によく追随して値を表示するといわれている機器
電灯線でも作動するが,本体が分離でき,内臓のバッテリーで移送中や戸外でも使うことができる

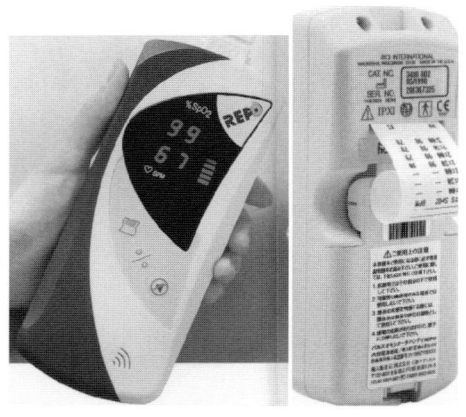

図 III-64 本体の裏側からそれまでの結果がトレンドとして印刷できるものもある

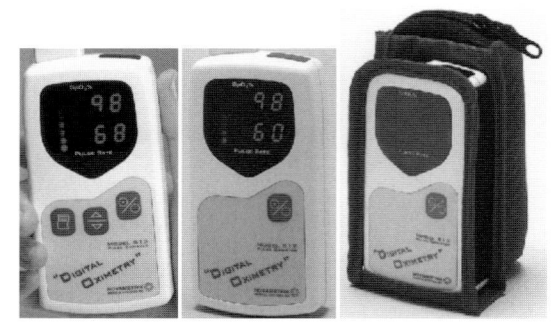

図 III-65 ケースに入れて持ち運びしやすいように工夫したものもある

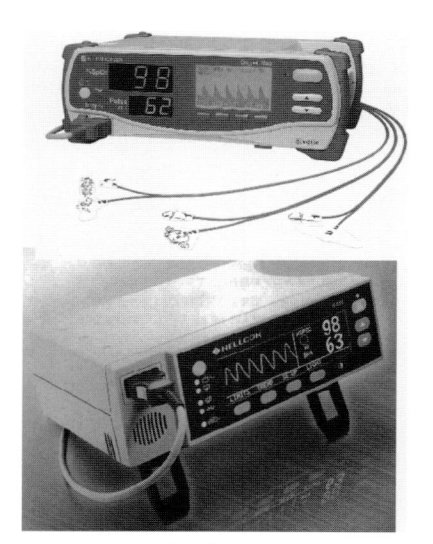

図 III-66 脈波を表示する機種．測定値の正確さや末梢の循環を推定できる

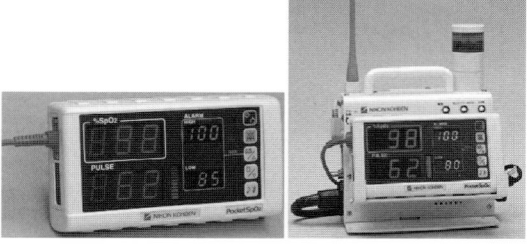

図 III-67 単3電池4本で駆動するパルスオキシメータ
脈波は棒状の液晶で示される．同じパルスオキシメータをユニットに装着し，ドッキングタイプとしてデータを転送できるシステム

機器が小型のものは臨床で使いやすいが，本体とプローブが一体化したものは長時間の連続測定には不向きかもしれない．また，誤作動が起きやすいとする報告も散見される．動脈血酸素飽和度と脈拍数のほかに脈波を示す機器がある．機種によっては，実際の脈波をディスプレイ上に示したり，棒状のグラフで表示したりするものがある．脈波が確認できると，測定値の正確さと末梢循環のチェックに利用できる．

さらに，パルスオキシメータだけでなく，自動血圧計，モニタ用心電計が1台に集約されたものが市販されている．スペースが節約でき，それぞれのモニタを揃えるよりはるかに廉価にできるので，歯科診療室にはこのような複合型のモニタが適している．

8) パルスオキシメータのプローブ

多くのパルスオキシメータは測定するプローブが本体と分離している．手指の爪の部分を挟むように取り付けることが多く，成人用には洗濯バサミを変形したようなプローブ，小児にはテープで挟む距離を自在に変えられるプローブが使われている．両者ともに体動があっても外れにくく，外光が入らない

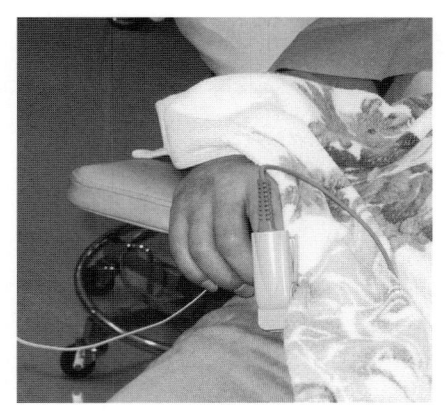

図 III-68 プローブを装着して歯科治療中のモニタリングをしているところ

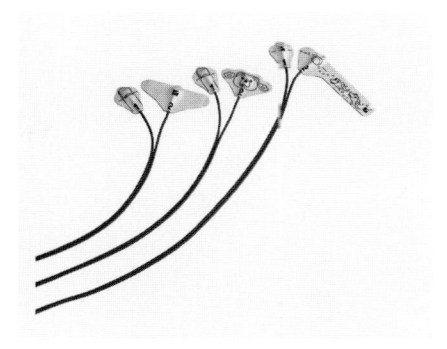

図 III-69 新生児から年長児まで大きさがいくつかあり，使い分けられる

ような形状を工夫している．かつては赤色光と赤外光の発熱のために火傷をもたらす合併症があったが，現在ではプローブ自体の光量が少なくなったのでその恐れはなくなった（図III-68，69）．

3．正しい装着方法

1）装着方法

機種により装着を含めた操作方法は異なるので，詳細は各機器の取扱説明書を参照するべきだが，前述したように較正が不要でセットが簡単なモニタなので，その一般的な方法を述べる．

①電源スイッチを入れる．機種によってはバッテリーでも作動するものもあるので，電灯線に繋がなくともスイッチが入る場合が多い．バッテリーが消耗している場合には表示されなかったり，アラームが鳴ったりすることもある．さらに，機種によっては戸外で使うことを想定して電池だけで作動するものもある．そのような機種を使う場合には，電池の残量を確認しておく．

発光部と受光部が指先や耳朶で相対するような大きさを選ぶ．プローブによっては指の太さや耳朶の厚さを図示しているものもある．基本的に1回使用のディスポーザブルであるが，複数回使用することが多い．粘着力が次第になくなってくるので，時々アルコールなどで清拭すると再び粘着力が復活するものもある

②自動的に機械が内部の回路をチェックする．

③初めて使用したり，成人から小児に，小児から成人に変更して使用するときには，アラームの設定を変更する．メニューボタンなどを数回押してアラーム画面を呼び出し，適切な値に設定する．速やかに異常に気づくように，アラーム音は原則として入れておく．最近の機器は，前回に使用した際のアラーム設定を保存していて，特に変更しなければその設定のままになっていることが多い．

④プローブをセットする．

a.指にプローブをとりつける

歯科治療中には口をゆすぐことを想定して，利き手とは逆の手の指につけるのが望ましい．足の指でも測定値は変わらないが，歯科外来で患者を裸足にさせたり，患者が裸足で入室することは多くはない．プローブの発光部と受光部が相対するように，また，外か

らの光が入り込まないように，プローブの大きさに合った指を選ぶ．マニキュアが塗ってある指は避ける．

洗濯バサミのような形のプローブの場合には，爪先がプローブの最深部にまで到達するよう挿入する．指や手を動かしてもずれたり外れたりしないように，スキンテープで固定する場合もある．パルスオキシメータは自動的に測定を開始する．

　b.耳朶（耳たぶ）にプローブをとりつける

耳朶を挟み込んで，発光部と受光部が向かい合うようにプローブをセットする．プローブの外側から専用のスキンテープで，外からの光が入り込まないように，また，血流を障害しない程度に固定する．コードが耳から垂れ下がるようになるので，ずれ落ちないように専用のイアピースを使ったりテープで固定をしたりすることもある．パルスオキシメータは自動的に測定を開始する．

⑤モニタ中にパルスオキシメータが異常な値を示したり，アラームが鳴り出したり点滅したときには，その原因を速やかに同定する．常に呼吸停止などの最悪の事態を想定して，患者の意識レベルや呼吸状態をチェックする．異常な値が機械や測定条件によるもので，患者自身に異常はないと最初から判断してはいけない．必要であれば歯科治療を中断して全身状態の改善を図る．

⑥使用後はプローブをはずした後に電源スイッチを切る．

⑦プローブはよく絞ったアルコール綿で汚れを拭き取る．洗剤をつけたりしない．何度も使って粘着力の落ちたプローブは新しいものに替える．

以上のように，パルスオキシメータは基本

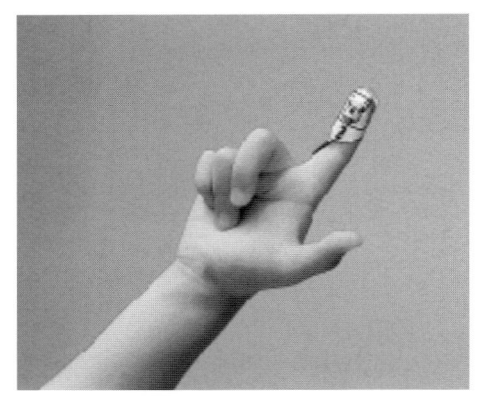

図 III-70　小児や体動が著しい場合には，この写真のようなプローブを使用したほうが安定した値が得られる

外光による障害を防ぐために，とりつけには付属するスキンテープに加えて，いろいろなスキンテープで遮光を図る．固定する際には血流を遮断せずに，ずれたり外れたりしないような配慮が求められる

的にプローブを装着するだけなので，モニタ機器の中でもそのセットは比較的簡単な部類に入る．プローブの大きさにあった手指を選び，手指にプローブの外枠が当たっていないことを確認する．治療中もずれたり外れたりしていないことを，ときどき確認する．場合によってはコードをスキンテープで固定して，安定した値が継続して得られるようにする．

おもに小児に使うテープで挟む方式のプローブの場合には，まず，発光部と受光部が正対する（向き合う）ような厚さの手指・足指や耳朶を選ぶ．プローブを注意深く装着した後，専用のテープで固定する（図III-70）．その際，あまりきつく固定すると血流の障害が起こり，値が不正確になるばかりでなく，局所の虚血を起こす恐れがあるので慎重に固定する．ほぼ瞬時に動脈血酸素飽和度と脈拍数が表示され，機種によっては脈波でそれらの値の妥当性がチェックできる．

このように，パルスオキシメータの正しい装着は，いかにプローブを外光から遮断し，体動があってもプローブがずれたり外れたりしないようにするかに依存している．

以下に誤った装着の可能性や，その対策・防止法を記す．

2）装着位置の不備

歯科治療ではパルスオキシメータのプローブは，手指または耳朶に装着することが多くなるだろう．この場合，成人では第1指（親指）は大きすぎてプローブの外枠が当たってしまい，逆に第5指（小指）は小さすぎて抜け落ちてしまうので，第2，3，4指を選ぶ．耳朶への装着は，コードが口腔の脇を通ることとなり，歯科診療には障害となるかもしれない．また，利き手にプローブを装着すると，歯科診療時の漱ぎの度にプローブを除去しなければならず，煩雑さが避けられない．

3）体動

パルスオキシメータによる測定に最も影響

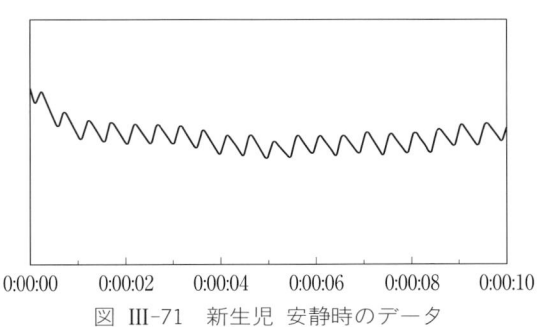

図 III-71 新生児 安静時のデータ
同じ大きさの波形が規則的に出現する．プローブが正確に脈波を取り出していることが実際に確認できる

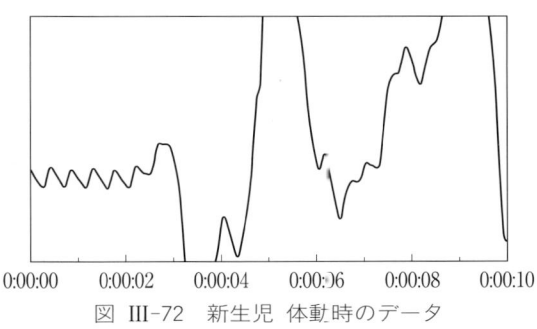

図 III-72 新生児 体動時のデータ
基線が体動に合わせてずれてしまい，脈波も不規則となる．この脈波をもとに脈拍数と酸素飽和度を表示するので，その値の信頼性は薄れる．機種によっては，体動時にはそれまでの値を継続して表示する場合もあり，注意が必要である

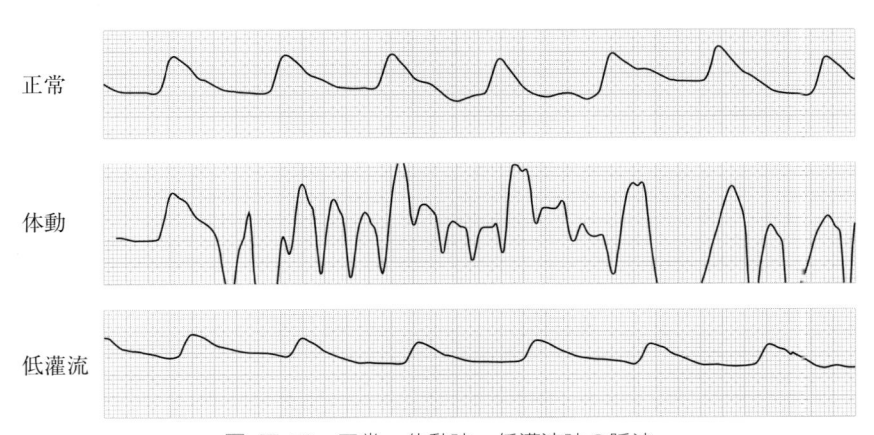

図 III-73 正常，体動時，低灌流時の脈波
上段は成人の正常な脈波．体動があると中段のように基線や脈波が大きくずれてしまい，SpO$_2$ の値にも信頼がおけなくなる．体温の低下などで低灌流状態になると下段のように脈波が著しく低くなり，動脈血酸素飽和度も低く示される

を及ぼす因子である．激しい体動により，プローブの位置がずれたり外れたりして発光部と受光部が相対しなくなり，正確な脈波を検知できなくなり，値が不正確になったり測定不能に陥ったりする（図III-71～73）．特に，脳性麻痺やパーキンソン病などにみられる不随意運動が，SpO_2の値を不安定にしやすい．これらの体動の影響を最小限にするために，プローブを外れにくくしたり，指の大きさに合わせた何種類かのプローブがあり，専用の固定用テープもある．また，本体の内部では体動を示す脈波を検知したところで値の表示を中断したり，これまでの値を継続して流したり，画面に"low quality signal"といった表示がなされ，注意を喚起する機器もある．

4）静脈の拍動

パルスオキシメータは，拍動している血液を動脈血として認識して，その吸光度を動脈血酸素飽和度として示す．ところが，毛細血管や一部の静脈に動脈の拍動が伝わることがあるといわれている．血管内を経由する拍動だけでなく，動脈壁を介した振動が，直接，静脈に伝わり，静脈血があたかも脈波が生じたかのようになり，パルスオキシメータが誤った吸光度を表示する可能性がある．プローブの装着位置を変えてみると，本来の動脈血の拍動を感知して正確な値を示す．

5）電気メス

心電図などの医療用電気機器すべてに当てはまることであるが，電気メスの障害電流が測定に影響を及ぼすことは十分に考えられる．特に，電気メスを使用する治療部位・術野とプローブが近くにあると，正確な値は期待できない．最近のパルスオキシメータは，電気メスによる障害電流を完全に除去できるようになってきた．しかし，より正確な値を得るために，できれば，歯科治療ではプローブは術野に近い耳朶ではなく，手指に装着したほうがよい．

6）造影剤

パルスオキシメータは，酸化あるいは還元ヘモグロビンの吸光度を測定しているので，それらに影響のある造影剤は誤った値を導き出すことがある．例えば，メチレンブルー，インディゴカルミン，インドシアニングリーンといった造影剤や染色剤は，パルスオキシメータが測定に利用する吸光度に影響を及ぼすといわれている．ただし，歯科治療ではこのような造影剤を使用することは極めて稀である．

7）マニキュア

パルスオキシメータのプローブは手指につけることが多いが，爪が彩色されている（マニキュアが塗られている）と正確な値が表示されないという．特に青，黒，紫などで彩色されている爪では吸光度が正確に測れない，すなわちパルスオキシメータの値が変化してしまうことがあると報告されている．測定部位を変更するか彩色材を除去する．

8）重篤な貧血

パルスオキシメータの測定原理は，酸化ヘモグロビンと還元ヘモグロビンの吸光度を測定しているので，対象のヘモグロビン自体が少ない貧血 anemia の場合には正確な値が出にくいと考えられる．

9）一酸化炭素ヘモグロビン

一酸化炭素ヘモグロビン（Carboxy-hemoglobin：COHb）は酸化型でも還元型でもなく，一酸化炭素と結合したもので，酸化ヘモグロビンよりも300倍も結合力が強い

といわれている．この一酸化炭素ヘモグロビンは，660 nm の波長付近では酸化ヘモグロビンとほぼ同じ吸光度を持つので，パルスオキシメータの値に影響を及ぼすことが懸念される．

実際，酸化型と還元型の吸光度から算出される SpO_2 よりも高くなるという報告と，低くなるというものと両者の見解が発表されている．この一酸化炭素ヘモグロビンは，喫煙者の血液中では全体のヘモグロビンの数％から 10％ 以上を占めるといわれているので，酸素飽和度に及ぼす影響は無視できない．現在のところ，パルスオキシメータだけで一酸化炭素ヘモグロビンを測定することはできず，動脈の採血が必要なオキシメータに頼るしか方法はない．

10）メトヘモグロビン

メトヘモグロビン（methemoglobin, MetHb）とはヘモグロビンの鉄イオンが2価から3価になったもので，酸素運搬能は備えていない．これが存在すると，その吸収曲線から酸素飽和度は高く表示されてしまう，すなわち，低い酸素飽和度を見逃す可能性があるが，一般にはその誤差は非常に小さいと考えられている．

11）血圧低下と低灌流

パルスオキシメータによる動脈血酸素飽和度の測定には，脈波が重要な役割を果たしている．血流が少なくなったり，停滞すると脈波が小さくなったり検出が難しくなってしまうので，正確な値が期待できなくなる．例えば，収縮期血圧が 60 mmHg を下回るような，いわゆるショック状態ではその値の信頼性はかなり薄れる．

さらに，プローブを装着した測定部位より中枢寄りに血圧計のマンシェットを巻き駆血すると血流が一時的に杜絶するので，血流が障害されていて脈波が測定できずに，"SpO_2 no pulse!" との警告が表示されることがある．例えば，歯科治療では患者の利き手は口をゆすぐために自由にしておきたいので，パルスオキシメータと血圧を同時に測定する場合には，同じ側の指と腕にパルスオキシメータのプローブと血圧計のマンシェットを装着せざるを得なくなる．すると，血圧を測定するたびに指の血流が一時的に遮断されて SpO_2 が低下してしまう．

そこで，パルスオキシメータのプローブは利き手に装着して，マンシェットは利き腕とは反対側に巻き，患者が口をゆすぐたびにプローブを外して再装着することなどを検討する．

12）体温低下と低灌流

体温が下降して血液灌流が減少すると脈波が小さくなるので，測定値が不安定になったり機器によっては "low quality signal" との表示が出たり，場合によっては測定値を表示しなくなる．例えば，室温が低すぎる上に患者が歯科治療に対して不安感・恐怖感を抱くと，末梢の血管が収縮して測定が不正確になったり，値が得られなくなったりする場面は意外に多い．プローブを装着する部位を暖めたり，不安感・恐怖感を軽減するなどの方策を講じるとよい．

13）外光

パルスオキシメータは吸光度を測定することにより，動脈血酸素飽和度を表示しているので，それ以外の光がプローブに入ると正確な値を与えられなくなる．特に屋外のような周辺の光が強い場合には，誤作動の原因とな

るといわれている．また，無影灯の光や蛍光灯のチラツキを脈拍と誤認した，救急車の赤色の回転灯に反応して誤った値を示したとの報告がある．

指のプローブは外光から遮断できるような構造を有しているが，耳朶に装着するタイプは外光が入りやすい．小児用のテープで固定するプローブも，指用に比べて外光が障害となりやすい．プローブ全体を遮光するなどの予防策が望まれる．

4．測定値が正常範囲を逸脱していたらどうするか

1）パルスオキシメータの正常（基準）値（Spo_2）

前述したように，本書ではパルスオキシメータの正常値は95〜100％とした．成書によっては90％以上としたり，97〜100％とすることもある．

図III-74は酸素解離曲線と呼ばれているもので，肺では十分に酸素を摂取し末梢組織では速やかに酸素を遊離するという目的に合う，ゆるやかなS字形を描いている．図の縦軸は酸素飽和度で，横軸は酸素分圧（酸素の圧力）である．呼吸状態を把握するためには，縦軸の酸素飽和度と横軸の酸素分圧の両者を測定したほうが正確である．しかし，酸素分圧は採血して血液ガス分析装置で測定する必要があり，パルスオキシメータを用いる酸素飽和度よりはるかに煩雑で，連続性もなく，歯科の臨床で使うことはほとんどない．動脈血の酸素分圧が，例えば100 mmHgから60 mmHgへと40 mmHg下降すると，一般には呼吸状態が急激に悪化したと考えて人工呼吸を検討する．その際，酸素飽和度は100％付近からわずかに90％までしか下降

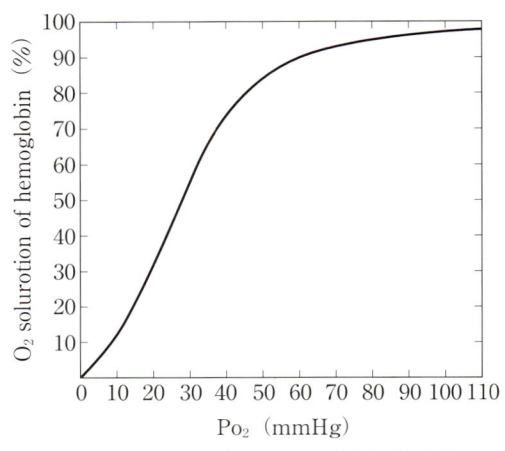

図 III-74 ヘモグロビンの酸素解離曲線
右上のX軸にほぼ平行な部分では，酸素分圧（X軸）が大きく変わっても酸素飽和度（Y軸）はそれ程変化しないことがわかる．一方，酸素分圧が50 mmHgを下回る部分は，酸素分圧（X軸）の下降に比べて酸素飽和度（Y軸）が急激に減少していることがわかる．治療中のモニタリングとして初期の異常は酸素飽和度で90〜100％の部分で発生し，酸素分圧の急激な低下があるので，わずか数％のSpo_2の変化にも注意を払わなければならない

酸素解離曲線

ヘモグロビンの酸素飽和度と血液中の酸素分圧との関係を示す曲線．肺での酸素の取り込みと組織での酸素の放出に深く関係があり，特徴的なS字を示す．呼吸状態を把握するためには，縦軸の酸素飽和度と横軸の酸素分圧の両者を測定したほうが正確である．しかし，酸素分圧は採血して血液ガス分析装置で測定する必要があり，パルスオキシメータを用いる酸素飽和度よりはるかに煩雑で，連続性もなく，歯科の臨床で使うことはほとんどない．

しない．すなわち，酸素飽和度 SpO_2 は 90〜100% 付近では酸素分圧ほど厳密に呼吸状態を反映しないことがわかる．

したがって，前述のように，正常（基準）値が異なってくることは避けられない．体温が 37℃，血液の pH が 7.40，動脈血二酸化炭素分圧が 40 mmHg，2,3-DPG の濃度が正常範囲内であれば，酸素飽和度が 95% では酸素分圧は 75 mmHg となるので，健康成人がこの値になった場合には明らかに臨床的な問題が発生していると考えられる．

2）表示の時間的なずれ（タイムラグ）

パルスオキシメータは 2 種類の波長の光を点滅させて吸光度を測定し，それらを計算して動脈血酸素飽和度として表示する．そのためには体動による吸光度の変化や外光の成分をできるだけ除去し，純粋な脈波だけの吸光スペクトルを取り出すといった複雑な演算を機器内部で行う必要があり，この演算処理時間が見込まれている．したがって，リアルタイムの酸素飽和度ではなく，数値は 5〜10 秒後に遅れて表示されている．この処理時間は，サンプリング数，処理方法，内部機器の性能など機種によって異なるといわれている．

さらに，気道の狭窄・閉塞といった呼吸状態の急変が末梢動脈の酸素飽和度に影響が出るまでにも時間を要することがあるので，場合によっては 30 秒以上経過してから数値として表示されることもある．したがって，実際に使用する際には，この時間のずれ（タイムラグ）について，あらかじめ理解しておかなければならない．ただし，オキシメータのように動脈血を採血し機器に注入して 2，3 分後にその測定結果を得るといった場面と比べると，パルスオキシメータはほぼその時点での値を示すと評価でき，いわゆるリアルタイムのモニタに分類できる．

3）SpO_2 が低値を示した時の対処法

①実際に SpO_2 が低値を示した場合

動脈血酸素飽和度が低下する原因は，気道の狭窄・閉塞，ショックなどの血流障害，中枢性の低換気・呼吸停止，呼吸筋の障害，寒冷や血栓などの末梢血行障害，酸素濃度の低下，肺胞でのガス交換障害，酸素解離曲線の異常，肺内や心臓大血管のシャント，異常なヘモグロビンなどが考えられる（表III-11）．

表 III-11 動脈血酸素飽和度が低下する原因

1	気道の閉塞，狭窄
2	ショックなどの血流障害
3	中枢性の低換気，呼吸停止
4	呼吸筋障害
5	寒冷や血栓などの末梢血行障害
6	酸素濃度の低下
7	肺胞でのガス交換障害
8	酸素解離曲線の異常
9	肺内や心臓大血管のシャント
10	メトヘモグロビンや一酸化炭素ヘモグロビン

2,3-DPG

2,3 ジフォスフォグリセリン酸塩のことで，赤血球中に存在し，ヘモグロビンと酸素が結合することに深く関係している．この物質が多いと大量の酸素を末梢組織に運搬できる．酸素運搬の需要が高まるような定期的な運動，貧血（ヘモグロビンの濃度が下がること）で増加する．

表 III-12　動脈血酸素飽和度が低値を示すときの
　　　　　　チェック項目

1	プローブがきちんとついているか，はずれていないか
2	プローブと指の大きさが合っているか
3	指などの測定部位が激しく動いていないか，痙攣はないか
4	電気メスなどが障害電流が発生していないか
5	造影剤を使用していないか
6	プローブをつけた指にマニキュアを塗っていないか
7	高度な貧血がないか
8	プローブをつけた側の腕に血圧計のマンシェットが巻いてないか
9	プローブをつけた指が冷たくないか
10	プローブに外から光が入り込んでいないか

このうち，歯科の臨床で遭遇するSpO_2低下の原因はほとんどが気道の狭窄・閉塞で，続いてショックなどの血流障害，次いで中枢性の低換気・呼吸停止であろう．さらに，中枢性の低換気・呼吸停止は，静脈内鎮静法や全身麻酔下の歯科治療中に発生する可能性がある．

　血流障害や中枢性の換気障害のためにSpO_2が低下した場合には，患者の意識があれば呼吸を促す．呼吸数を多くさせるよりは，換気量（呼吸する量）を大きくさせる，すなわち深呼吸を命じたほうが速やかに低酸素状態は改善し，SpO_2は上昇してくる．補助的に酸素ボンベからフェースマスクで酸素を吸入させたり，鼻腔カテーテルを用いて持続的に酸素を吸入させたりすることが望ましい．

　気道の狭窄や閉塞のためにSpO_2が低下した場合には，初期のころには意識があるが，気道が開通しないと酸素不足のために意識は消失する．また，血流障害や中枢性の換気障害では初期の段階で意識レベルが下降してくる．意識の程度はJapan Coma Scale（JCS）やGlasgow Coma Scale（GCS）で細かく分類されている．しかし，一般的にSpO_2が急激に下降するような緊急事態では，JCSやGCSを適用するよりは，肩を軽くたたき名前を呼ぶなどで意識の有無を速やかに確認したほうが以降の救急蘇生に速やかに移行できる．

　②プローブや本体などの測定条件により，SpO_2が低値を示した場合

　前述したように，プローブが正確に装着されていないとSpO_2は正確に表示できず，場合によっては低い値を示すことが考えられる．a）装着した指から外れていないか，b）指とプローブの大きさは合っているか，c）体動が著しくないか，d）電気メスなどの障害電流が発生していないか，e）造影剤を使用していないか，f）マニキュアを塗った爪にプローブを装着していないか，g）重篤な貧血を合併していないか，h）プローブを装着した側の腕に血圧計のマンシェットが巻かれていないか，i）プローブを装着した指が冷たくないか，j）外光が入り込んでいないか，などを注意深く確認する．もし，上記の項目があてはまればそれを是正する．

　本体が故障してSpO_2が低く表示されることは極めて稀である．本体に不調が生じれば，通常はSpO_2が全く表示されなくなる．その他，プローブのコード断線，接続部の不具合でも測定値が低く表示されたり，全く表示されなくなったりするので，それぞれを修理する．

4）脈拍数が異常を示したときの対処法

　プローブのずれや外れ，外光の侵入といった測定条件による異常ではなく，実際に脈拍

数が異常を示したときの対処法を以下に述べる．なお，本書のモニタ用心電図の項も参照されたい．脈拍数の基準値は成人では55〜100回/分で，小児では80〜120回/分なので，以下は成人を例にとって説明する．

①脈拍数が100回/分以上（頻脈）になったとき

頻脈になる原因は，精神的な緊張や興奮や激しい痛みといった交感神経緊張，発熱，薬物，心疾患，内分泌疾患，血圧低下，初期の高二酸化炭素血症などがある．この中で歯科治療中の頻脈の原因としては，精神的な緊張，痛み，薬物（特に局所麻酔薬に含まれる血管収縮薬），血圧低下，初期の高二酸化炭素血症などが考えられる．150回/分を超えるような著しい頻脈は，静脈灌流が減少するために心拍出量が減少し，結果的に心不全に陥ることがあるので，注意が必要である．

a. 精神的な緊張

歯科治療では患者に精神的な緊張を強いることが多いので，その軽減を図る．治療前に良好な患者―医師関係を確立できるように努めることが最も大切である．患者の挙動や顔色を注意深く観察し，処置前の状況を把握しておく．治療中も患者の状態に目を配り，声かけなどで安心感を与える．術中の頻脈が精神的な緊張によるものと判断したときには，治療を中断して，深呼吸をさせたり，洗口を促すなどして緊張感を緩和するよう仕向ける．

笑気吸入鎮静法や静脈内鎮静法を行うことも，頻脈の防止には有効である．

b. 痛み

痛みに対しては完全な除痛を得るために，局所麻酔を十分に奏功させることが重要である．局所麻酔薬の注入は，想像以上に患者に痛みを与えているので，表面麻酔を十分に施行したり，極細の注射針を使用したり，注入のスピードを遅くするなどの配慮が求められる．もし，痛みによると思われる頻脈を発見したときには，治療を中断した上で局所麻酔を追加して痛みをコントロールすることを検討する．

しかし，治療中の局所麻酔薬の追加投与はあまり効果が期待できない．あくまでも治療前の局所麻酔を完全に効かせることが望ましい．

c. 血管収縮薬

歯科用局所麻酔薬に含まれる血管収縮薬が原因で頻脈をきたすことがある．特にエピネフリン（アドレナリン）は局所への浸潤麻酔操作でも速やかに血中に移行し，少量でも心機能に大きな影響を及ぼす．局所麻酔時に頻脈が現れたときには，前述の痛みと血管収縮薬の血中への移行を鑑別する．

血管収縮薬によるものと判断した場合には，治療を中断して，脈拍数が減少するのを待つ．エピネフリンの血中半減期（血液中で濃度が半分になるまでの時間）は数分といわれているので，中断の時間はそれ程長くならない．

d. 血圧低下

さまざまな原因で血圧が低下すると，生体は心拍出量（1分間に心臓から出される血液の量）を維持しようと頻脈になることが多い．例えば突然の大量の出血で心拍出量が急激に低下すると，交感神経が緊張し心拍数を増して心拍出量を維持しようとする．もちろん，このときには頻脈だけでなく，著しい血圧低下が認められるので，血圧を上昇させる

処置を速やかに行う．

　e．高二酸化炭素血症

　この原因は多くが呼吸抑制と気道狭窄・閉塞である．十分な酸素が取り入れられなくなると同時に，二酸化炭素が組織や血中に蓄積するようになると，初めは頻脈になり，その後徐脈をきたす．歯科治療では治療する部位が口腔という気道の入り口なので，気道の狭窄や閉塞が起きやすい．

　したがって，高二酸化炭素血症も気道のトラブルに伴って発生することが懸念される．この症状のための頻脈と判断した場合には速やかに気道の開通を試みる．

②脈拍数が50回/分以下（徐脈）になったとき

　徐脈の原因もさまざまであるが，歯科治療中に起こりうる徐脈の原因は痛み，呼吸抑制（低酸素症），薬物（鎮静薬や抗不整脈薬）によるものであろう．徐脈で血圧も低下すると心拍出量が減少するので，酸素不足症に陥ることがある．

　a．痛み

　激しい痛み刺激が副交感神経である迷走神経を刺激して，血圧低下とともに徐脈を引き起こすことがある．局所麻酔の注射時など，歯科治療の際に起こることが多いといわれ，疼痛（神経）性ショックと呼ばれるものである．頻脈の項で述べた痛みに対する対策と同様な処置を行う．

　b．呼吸抑制

　呼吸抑制のために酸素の取り込みが抑制され，その結果，心機能をも抑制されることがある．速やかに呼吸抑制の原因を同定し，その抑制を解除する．

　c．鎮静薬などの薬物

　鎮静薬では場合によって，末梢血管を拡張させて心拍出量を下げると同時に，徐脈をきたす薬剤がある．患者の常用薬以外でも，静脈内鎮静法に使用するベンゾジアゼピン系薬剤を大量に投与すると徐脈が発生することがある．

　また，心拍出量を増加させる強心配糖体であるジギタリスや，心血管系に直接作用する降圧薬の1種であるβ遮断薬などは著しい徐脈をきたしやすいので，念頭においておく．徐脈が著しい場合には患者が意識を失うこともあるので，注意深い観察が求められる．徐脈が薬物によるものであると判断した場合，麻薬であればナロキソン（ナロキソン®），ベンゾジアゼピン系薬剤であればフルマゼニル（アネキセート®）という，純粋な拮抗薬を静脈内投与することを検討する．

③脈拍数が大きく変動するとき（不整脈）

　正常な場合には脈波の間隔はほぼ一定で，同期音をつけておくとリズミカルに脈波の信号が聞こえることで確認できる．この間隔が乱れた状態を不整脈という．不整脈には，上室性期外収縮などの経過を観察するだけで特に処置を必要としない軽症のものから，心室細動などの速やかに処置しないと心停止に陥るものまで重症度はさまざまである．

　不整脈の診断には心電図，それもモニタ用心電図ではなく12誘導心電図によるものがもっとも正確であるが，歯科の外来診療のために胸部に6カ所，四肢に4カ所電極を貼り付けてモニタすることは現実的ではない．そこで，パルスオキシメータから得られる脈波でもある程度推測がつく．すなわち，脈波の間隔から計算する脈拍数の変化がかなり大き

なときには，重篤な不整脈の可能性があると考えたり，ある脈波形が他の波形に比べて明らかに異なる場合には，臨床的な問題となる不整脈と判断しても良い．

　治療前に不整脈が判明しており，その重症度が歯科治療に際して問題となるのであれば，その不整脈をコントロールしてから治療に臨むべきである．パルスオキシメータを装着している最中に突然，不整脈が発生することもある．この場合には治療を中断してその原因を探る．多くの場合が前述した精神的緊張，不安感，痛み刺激などであるから，それらを軽減する，あるいは改善する方策を講じる．

　極めて重症度の高い心室細動や脈なしの心室頻拍などでは，脈波の変化ばかりでなく患者の意識が喪失したり，血圧が測定できなくなるなどの他のバイタルサインの変化が明らかに出現する．心電図や血圧計によるバイタルサインの測定とともに，除細動などのAdvanced Cardiac Life Support（ACLS）が必要となる場合も想定する．

5．測定ができないとき（困ったとき）どうするか

　前述したように，患者のSpO$_2$が下降してしまった時には速やかな処置が必要となるが，測定方法や機器のために，正確な値が得られなかった時の対策を以下に述べる．

　なお，SpO$_2$が下降した際には，まず患者の状態を他の方法でチェックするべきである．意識はあるか，十分な呼吸をしているか，皮膚の色は変わっていないか，窒息の症状はないか，血圧は正常か，心電図に異常はないかなどを素早くチェックする．これらのバイタルサインに異常がなければ，以下の項目を確認する．

1）プローブの装着方法

①装着部位の変更

　プローブを他の指に変えたり，プローブを装着した耳朶を他方に換えてみたりする．

②確実な固定

　スキンテープによる固定をやりなおしたり，コードの位置を調整するなどしてずれないようにする．テープに発光部・受光部が埋め込まれているプローブは（セミ）ディスポーザブル（1回使用）であるが，実際には何度も使っていることが多い．頻回の使用でテープの粘着力が落ちてくるので，新しいプローブを用意したほうが正確な値が得られる．なお，最近のディスポーザブルのプローブには，少量のアルコールで汚れを取り去ると粘着力が復活するものも出ている．

③遮光

　プローブに外光が入らないようにテープで覆ったり，場合によっては遮光のために小さな袋をかぶせたりすることもある．しかし，指先がみられなくなると爪の色が変化するチアノーゼが発見しづらくなるのであまり推奨できない．

④血流の回復

　低体温になると血流が減少するので，測定部位の指や耳朶を暖めて血流を増やす．やむを得ず血圧計のマンシェットが，プローブの中枢側に装着されている場合には，測定間隔を長くしたり，自動血圧計の設定圧を低くするなどの配慮が望まれる．

⑤マニキュアの除去

　彩色されていない指を選ぶか，除光液でマ

ニキュアを除去する．

⑥電気メスとの分離

電気メスの使用部位や，対極板から離れた位置にプローブをつけなおす．なお，最近の機種は電気メス対策を備えているので，それ程注意を払う必要はないといわれている．

⑦貧血の改善

貧血やメトヘモグロビン血症を改善してから治療を行う．

2) プローブと本体

電気的な故障は，ほとんどが接続部位の不調やコードの断線などである．接続を再度確認するとともに，コードを無理に引張ったりしないように注意する．本体内部の故障は業者に依頼する．電子機器で駆動部分はないので，われわれ自身が修理することはできない．

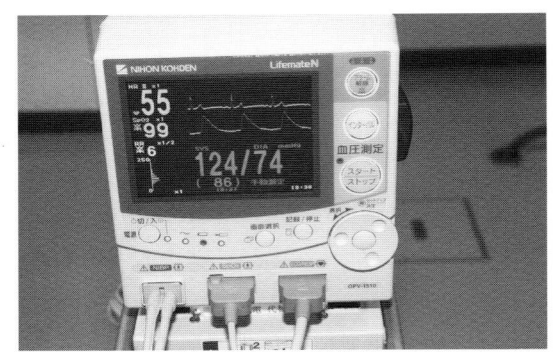

図 III-75 パルスオキシメータ単体ではなく，最近は血圧計や心電計と一体になった複合機種が供給されている．限られたスペースの歯科の診療室ではこのようなコンパクトなモニタの使用が推奨できる．機種によっては歯科治療用のユニットにとりつけられ，足元にコード類がこないようにすることもできる．かつては高価格であったが，最近はようやく入手しやすい価格になってきた．この写真では，左の上から心拍数，SpO_2，呼吸数，収縮期血圧，拡張期血圧，平均血圧が表示されている．脈波がSpO_2の右横に表示されている

6．最後に

これまで述べてきたように，パルスオキシメータは生命維持活動に必要不可欠な呼吸と循環の根本的なパラメータである動脈血酸素飽和度と脈拍数，さらには脈波をモニタできる大変に優れた機器である．患者に痛みを与えずに，瞬時に測定でき，使い方も簡単で，価格も手に入れやすくなってきた．指の選択や脈波が正しく表示されないときの対処法を心得ていれば，歯科治療のモニタ機器としてさらに普及してゆくに違いない．

呼吸状態をモニタする数値として，パルスオキシメータでわかる酸素飽和度の他に動脈血酸素分圧がある．呼吸状態が問題となる動脈血酸素分圧で60～100 mmHgの範囲では，パルスオキシメータから算出される酸素飽和度は90～100％とわずか10％しか変化しない．さらにこの値にも2～5％の誤差があるとされている．この誤差もあるので，現在，入手できるパルスオキシメータは1％刻みの数値しか表示しない．このように，パルスオキシメータで測定する動脈血酸素飽和度は，ある程度不正確な面もあることは否めない．しかし，極めて簡単に測定ができる，患者に痛みや不快感を与えない，連続的なモニタリングが行えるという特徴をもつパルスオキシメータは，日常の歯科臨床では酸素分圧のモニタリングをはるかに凌駕しているといえる．

動脈血酸素飽和度を測定するために，最近ではパルスオキシメータ単独のものより，自

動血圧計，心電計，パルスオキシメータの3種類，あるいはカプノメータとパルスオキシメータの2種類が1台に凝縮された複合機器も出回っている（図III-75，62）。

高齢社会のわが国では，呼吸器・循環器疾患を合併している患者の歯科外来受診がますます増加することが予想される．このような患者に対して，五感を活用したモニタリングと併せてパルスオキシメータによるモニタリングが行われれば，安全で快適な歯科治療に大きく寄与すると確信している．

（深山　治久）

参考文献

1) 諏訪邦夫：パルスオキシメーター，中外医学社，東京，1992．
2) Wahr JA, Tremper KK and Diab M：Pulse oximetry, Respiratory Care Clinics of North America, 1(1)：77～105, 1995．
3) 古屋英毅，他編：歯科麻酔学，医歯薬出版，東京，2003．
4) 高橋正人，小長谷光，岡田千のぶ，近藤永之，牛戸大介，宮本智行，深山治久，海野雅浩：SpO_2の低下により発見した肺合併症の3症例，日歯麻誌 3(2)：in press．
5) 心肺蘇生法委員会　編著：指導者のための救急蘇生法の指針［改訂版］第2版, p.2, へるす出版，東京，2001．

6 カプノメータ

1．はじめに

呼吸の目的は，換気運動とガス交換によって酸素を吸入して二酸化炭素を排出することである．

換気運動は，横隔膜が下方に動くことにより肋間筋や腹壁筋などの呼吸筋が働き，胸郭内圧が陰圧になり肺が膨らみ吸気が始まる．ついで，肺や胸郭がもとに戻ろうとする力により，自然と呼気が行われるという一連の運動である．

一方，気管は分岐を繰り返し，およそ23分岐で肺胞囊を形成する．気管，気管支は外から肺胞囊に空気を送り込む通り道の役割をする．肺胞囊では，この周りを取り囲んでいる毛細血管との間で酸素と二酸化炭素をやり取りする．すなわち肺胞囊に達した酸素は肺胞－毛細血管膜を通り抜け，血漿および血球内に拡散していく．組織に運ばれた酸素は代謝に使われ，その結果二酸化炭素が産生される．二酸化炭素は組織毛細血管に拡散し，静脈血として肺に運ばれる．こうして酸素と二酸化炭素のガス交換が行われる．

ヒトが生きていくためには，酸素が必要であるということはいうまでもない．しかし，酸素を取り入れた後，二酸化炭素をうまく排出することがさらに重要であるということはあまり認識されていないかもしれない．

健康な生体は，安静時でさえ毎分約200 ml もの大量の二酸化炭素を産生する．これをほとんど換気によって大気に排出している．換気障害が起きると，酸素を取り入れることができないばかりか，二酸化炭素も排出できないので，低酸素血症になり，高二酸化炭素血症になる．低酸素血症は高濃度の酸素を投与することにより改善されることがあるが，高二酸化炭素血症は換気障害を取り除いた上で換気の改善をしなければ治ることはない．

酸素の取り入れを動脈血酸素飽和度でみるパルスオキシメータに対して，カプノメータは二酸化炭素の排出からみた呼吸器系のモニタ機器である．

カプノメータは，呼気の二酸化炭素を瞬時に測定する．時間を横軸に，換気量を縦軸にとり，二酸化炭素の分圧の変化を曲線に描いたものがカプノグラムである．本来は，気管挿管後に全身麻酔器や人工呼吸器を用いるとき，これに接続して換気をモニタする装置である．呼吸回路外にセンサーを置くサイドストリーム方式では，挿管していない場合でも無呼吸アラームとして使用できるし，測定と同時に酸素の投与もできる．非侵襲的，連続的に素早く呼吸状態を知ることができる有用なモニタである．

2．測定方法，測定原理

1）測定方法

患者に装着する前に，回路に漏れがないことを確認し，モニタ専用ガスでカプノメータを較正する．

測定方法は簡単で，装置のスイッチをONにして，カプノメータ装置のサンプリングチューブに鼻腔カニューレを接続するだけである．図III-76はカプノメータとパルスオキシメータが一緒になったものである．

2）測定原理

二酸化炭素は$4.3\mu m$の波長の赤外線をよく吸収する．吸収された光量が二酸化炭素分圧に比例するのを利用して，二酸化炭素分圧を測定する．一般に，二酸化炭素，笑気，水蒸気などの2原子以上の気体は，ある一定の波長の赤外線を吸収することが知られてい

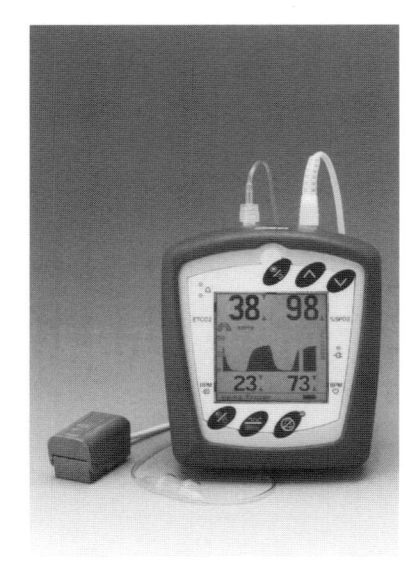

図 III-76　カプノメータ

る．したがって，$4.3\mu m$付近の狭い範囲の赤外線のみを通すフィルターを使用し，水蒸気を排除するなどの工夫をしないと，二酸化炭素分圧が高く表示されることがある．

3．正しい装着方法

カプノメータ装置のサンプリングチューブに，接続した鼻腔カニューレを鼻腔に軽く差し込む．

鼻腔カニューレの先端が鼻腔から飛び出したり，鼻腔の壁に強くあたらないよう，少し余裕をもたせて，チューブを頬にテープでとめる（図III-77）．

4．測定値が正常範囲を逸脱していたらどうするか

1）気管挿管をしている場合
①正常波形
全身麻酔器や人工呼吸器を用いて換気を

行っている場合のカプノグラムの正常波形は，4組に分けられる（図Ⅲ-78）．

a.第Ⅰ相（吸気基線相）

吸気相にあたる．新鮮ガスがサンプリングチューブを通過するので，正常では二酸化炭素分圧はゼロである．基線は0の位置でほぼ平坦である．

b.第Ⅱ相（呼気上昇相）

呼気が始まり，新鮮ガス（二酸化炭素を含まない）が肺でのガス交換により，二酸化炭素を含むガスに移行する相である．正常では鋭い立ち上がりを示す．

c.第Ⅲ相（呼気平坦相）

肺胞からの呼気ガスがサンプルチューブを通過する相である．カプノグラフで二酸化炭素分圧を読むときは，四角形の右上の角の値を読む．ここは呼気終末の二酸化炭素分圧値に非常に近い．呼気終末の値は動脈血二酸化炭素分圧（$PaCO_2$）の値に最も近い．

d.第Ⅳ相（吸気下降相）

吸気が始まり，新鮮ガスに置き換わる相で，急激に二酸化炭素分圧は減少し，ゼロに近づく．

②異常波形

a.第Ⅰ相の異常（図Ⅲ-79 a）

基線が上昇する．本来この相では二酸化炭素分圧はゼロであるはずなのに，二酸化炭素が存在する場合である．呼気弁の故障による再呼吸，ソーダライムの劣化，新鮮ガス流量の不足などが考えられる．

b.第Ⅱ相の異常（図Ⅲ-79 b）

立ち上がり緩慢である．二酸化炭素の排出がうまくいってない場合で，麻酔回路，気管チューブ，サンプリングチューブの閉塞や，気管支痙攣，喘息発作が疑われる．慢性閉塞性呼吸疾患においても認められる．

c.第Ⅲ相の異常

平坦な部分がなくゆっくりと上昇していく

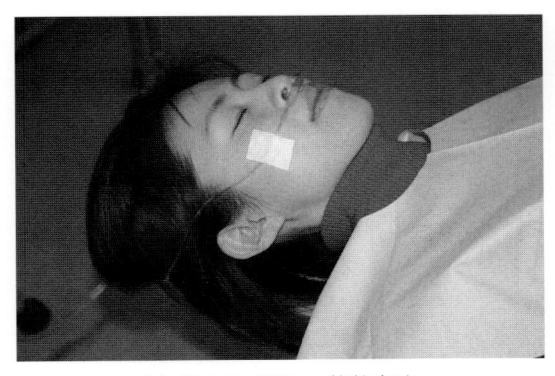

図Ⅲ-77　正しい装着方法

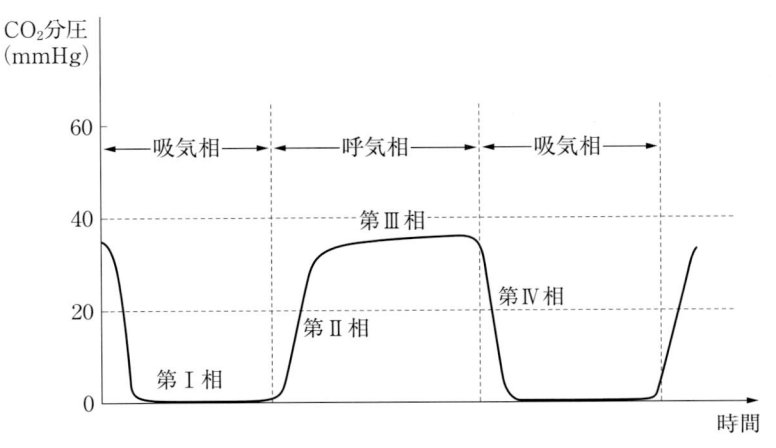

図Ⅲ-78　カプノグラムの4相

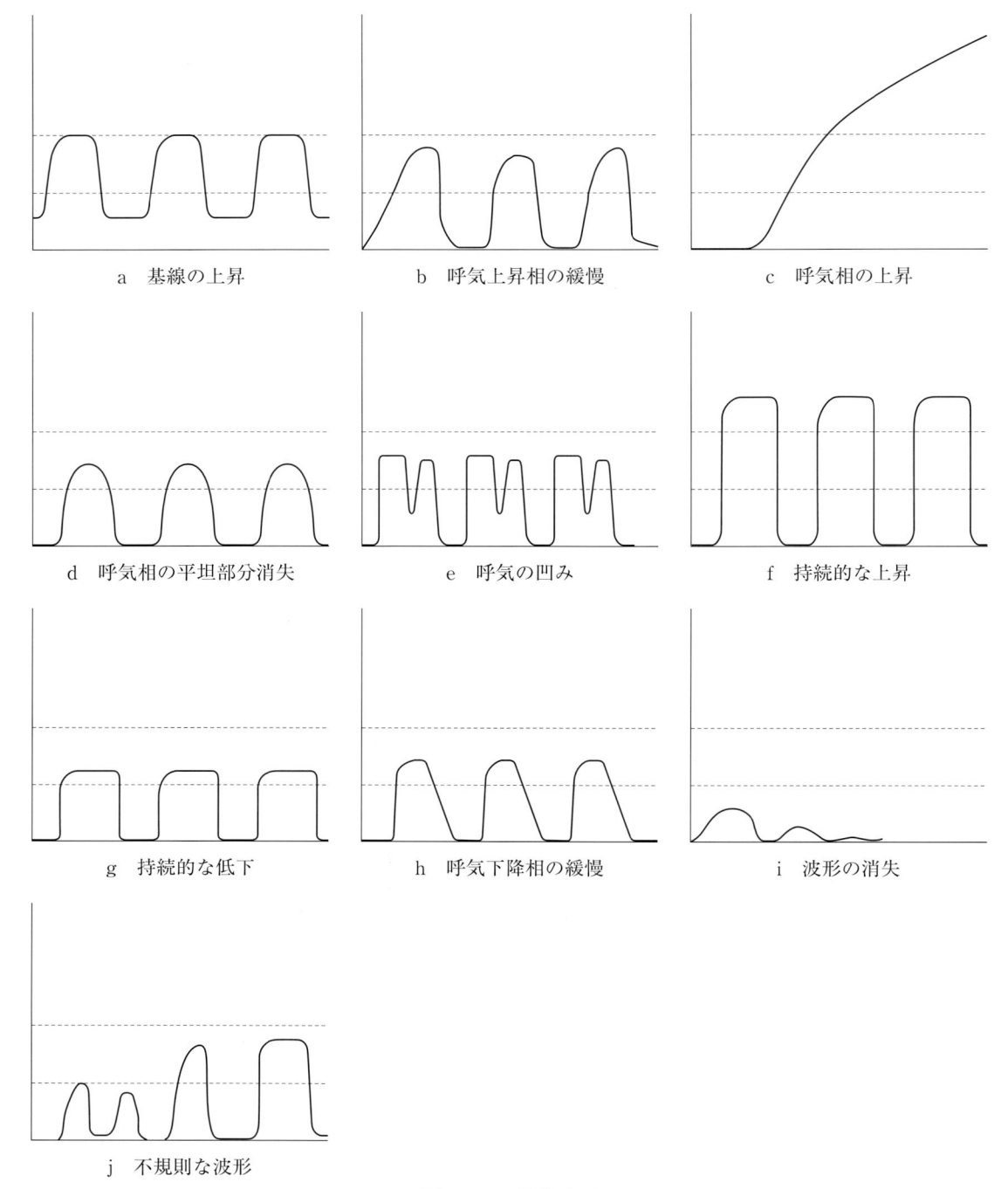

a 基線の上昇　　　　　b 呼気上昇相の緩慢　　　　c 呼気相の上昇

d 呼気相の平坦部分消失　e 呼気の凹み　　　　　　　f 持続的な上昇

g 持続的な低下　　　　　h 呼気下降相の緩慢　　　　i 波形の消失

j 不規則な波形

図 III-79　異常波形

場合（図III-79 c）は，麻酔回路，気道が閉塞している．平坦な部分が消失している場合（図III-79 d）は呼吸回路の漏れが考えられる．凹みが出現する場合（図III-79 e）は自発呼吸が出現している．持続的に上昇している場合（図III-79 f）は，悪性高熱症などで代謝が亢進して二酸化炭素の産生が異常に高まっているか，低換気のために二酸化炭素が

うまく排出されないかである．持続的に低下している場合（図Ⅲ-79 g）は，過換気のために二酸化炭素が排出されすぎている．

　d．第Ⅳ相の異常（図Ⅲ-79 h）

　吸気下降相が緩慢に推移していく場合は，吸気弁の異常，呼吸回路の閉塞を疑う．

　e．波形の消失（図Ⅲ-79 i）

　呼吸の停止，食道挿管，呼吸回路に接続していないなどが考えられる．

　2）気管挿管をしていない場合

　この場合，二酸化炭素濃度は空気により希釈されるので，カプノメータによる呼吸状態の正確な評価は，挿管している場合より難しい．しかし，無呼吸かそうでないかの判定には大いに役立つ．無呼吸になれば，二酸化炭素は検出されなくなる．

　カプノグラムでは，分圧曲線は基線のゼロに位置するので一目瞭然である．また，二酸化炭素が検出できないときにアラームが鳴るように設定しておけば，瞬時に無呼吸であることを知ることができる．

　①正常波形

　鼻腔カニューレを正しく装着していれば，気管挿管している場合とほぼ同様の波形が得られるが，鼻腔カニューレからは呼気だけでなく空気も挿入していくので，呼吸回路の漏れがあるときと同様の呼気平坦相の消失（図Ⅲ-79 d）や，二酸化炭素分圧の値の低い，過換気のときと同様の波形（図Ⅲ-79 g）や時には不規則な波形（図Ⅲ-79 j）がみられる．

　②異常波形

　はじめにほぼ正常な波形が得られていての異常波形の出現は，気管挿管している場合と

ソーダライム

　全身麻酔器の回路のなかで，半閉鎖循環式のものでは，呼気の一部が再呼吸されるため，呼気中の二酸化炭素を除去する必要がある．ソーダライムは二酸化炭素の吸収剤である．

　これを麻酔回路に組み込まれたカニスターという容器に入れ，呼気ガスを通す．ソーダライムの主成分は水酸化カルシウムで $CO_2+Ca(OH)_2 \rightarrow CaCO_3+H_2O$ の化学反応で CO_2 取り除く．長時間同じソーダライムを使用していると，反応する $Ca(OH)_2$ が消費されて二酸化炭素吸収剤として用をなさなくなる．

呼吸器

　呼吸器は，空気やガスを送り込む通り道である気管・気管支と，酸素と二酸化炭素をやり取りする肺胞から成り立っている（図Ⅲ-80）．

　二酸化炭素は，肺胞や毛細血管の壁を非常によく通り抜けるので，肺胞内と血液中の二酸化炭素分圧はほぼ等しいと考えてよい．したがって呼気が肺胞内のガスだけであれば，カプノメータに表示された P_{CO_2} は Pa_{CO_2} に等しいということになる．

　実際は通り道や気管チューブ（挿管していない場合は口腔，咽頭部）内のガスも混じっている．吸気時には，これらの範囲内のガスには二酸化炭素は含まれていないので，呼気が始まったところの二酸化炭素分圧は薄められて低値を示す．しかし，呼気終末では肺胞ガスの割合が多くなる分 P_{CO_2} は Pa_{CO_2} に限りなく近づく（図Ⅲ-78，第Ⅲ相右上）．

カプノグラフ

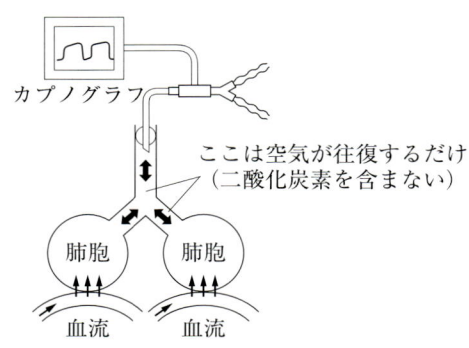

ここは空気が往復するだけ
（二酸化炭素を含まない）

肺胞　肺胞

血流　血流

二酸化炭素は血流と肺胞の間を容易に動く．したがって肺胞内二酸化炭素分圧＝血流内二酸化炭素分圧（$Paco_2$）
（後藤隆文：呼吸モニタ；モニタ機器の使い方と見方，p.91，照林社，東京，2002）

図 III-80

ほぼ同様の状態が起きている可能性も考えられる．また，二酸化炭素分圧の値の変化もある程度推測することは不可能ではない．しかし，空気の混入や空気による希釈があるので，波形や二酸化炭素分圧の値はあまりあてにはできない．

ここで，もっとも重要な異常波形は波形の消失（図III-79 i）である．これは無呼吸であることを示している．すぐに呼吸をしているかどうか，すなわち，呼吸音が聞こえるか，胸郭が動いているかを確かめる．

自発呼吸がみられない場合は，ただちに心肺蘇生術を施さなければならない．

3）呼吸しているのに波形が出ない場合の原因と対処法

まず，サンプリングチューブに自分の呼気を吹き込んでみる．

①波形が出ない場合

水蒸気がサンプリングチューブにつまっているので，これを吸引器で排除する．それでも波形がでなければサンプリングチューブを取り換える．

サンプリングチューブが接続されているかどうかも確かめる．

②波形がでる場合

サンプリングチューブと鼻腔カニューレの接続部分か，鼻腔カニューレに問題がある．

5．経皮 Pco_2/Spo_2 モニタリングシステム（図III-81）

耳朶につけたセンサ（図III-82）で，Pco_2とSpo_2を測定する装置である．利点は単一のセンサでPco_2とSpo_2を同時に連続的に測定できること，呼気を用いなくてよいことである．

また，この機器で得られたPco_2は呼気Pco_2に比べ，$Paco_2$により近い値である．欠点は，Pco_2の変化を素早く検出はできるが，呼気を用いていないので無呼吸が瞬時にわからないこと，機器がまだ高価であることなどである．また，非侵襲的とはいっても42℃に加温するので，あまり長期間使用すると低温やけどの可能性があることを念頭におく必要がある．

Pco_2とは

Pはpressureである．したがってPco_2とは二酸化炭素分圧のことである．
$Paco_2$のaはarteryで，動脈血中の二酸化炭素分圧を表している．臨床の現場ではPco_2というと$Paco_2$のことをさす場合が多いが，ここでは区別をした．

III　器具を用いる方法

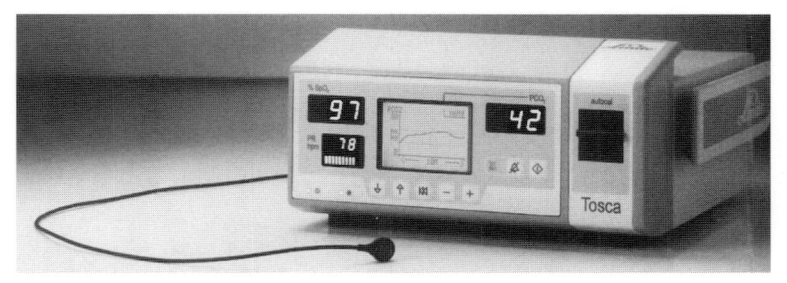

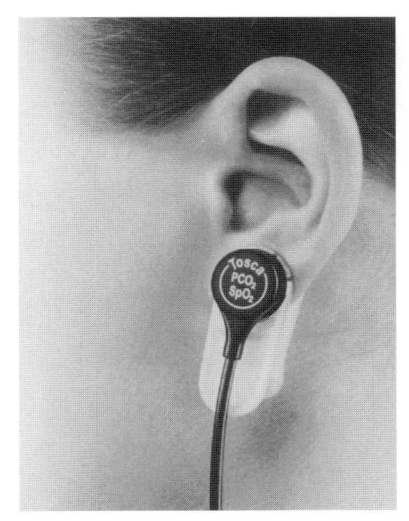

図 III-81　装置の図

図 III-82　耳朶につけたセンサ

1) 測定方法，測定原理
①測定方法
センサにメンブレンをとりつけた後，専用のクリップを用いて耳朶にはさむだけの簡単な操作で測定できる．

②測定原理
センサを42℃に加温すると，その部分の血液が動脈化し血流も増加する．皮膚上に透過性の高い透明膜を置き，それを介して設置した電極のpHを求め，それにより二酸化炭素濃度を測定する．

2) 測定値が正常範囲を逸脱していたらどうするか
SpO_2の値に関しては，パルスオキシメータの項を参照．

そもそも$PaCO_2$の測定値については，比較的ばらつきが少ない．年齢，身体計測値，体位の影響をほとんど受けないが，性周期や妊娠の影響を受ける．また，女性は男性よりやや低値であるが，これはプレゲステロンの呼吸刺激作用があるからである．正常値は35〜45 mmHgである．

①高二酸化炭素血症
高二酸化炭素血症は肺胞低換気を意味し，臨床的には危険な状態である．その理由として

a. 低酸素血症を伴う
b. pHが低下してアシドーシスに傾く
c. 換気予備能が低下する

などがあるからである．
高二酸化炭素血症になったら，直ちに気道を確保し，換気の改善を行わなければならない．

②低二酸化炭素血症
低二酸化炭素血症は過換気を意味するが，過換気症候群を除いて，疾患の本態となることはほとんどない．また，低酸素血症，代謝性アシドーシス，発熱などに伴って出現することがあるが，その原因が除去されれば改善される．

（大井久美子）

IV モニタリングの選択

1 全身状態評価，治療内容による患者の選択

　全身状態の評価に際しては，侵襲程度と患者の許容度（予備力）を推しはかり，起こりうる全身的・局所的偶発症の内容に応じて歯科治療の適否を考慮する．

　心疾患，脳神経障害，アレルギーなどの全身的偶発症は，発症してから短期間に適切な対応が行われなければ，致命的になる．また，その発症は，リスク評価とは必ずしも相関せず，いわゆる「たいしたことがない」症例にしばしば発症することも知っておく必要がある．リスクベネフィットを考慮しながら，偶発症に対して対応できる二次，三次医療機関の歯科を紹介するべきである．

2 一次（開業歯科），二次（病院歯科），三次（大学附属病院）医療機関でのすみ分け

1．疾患別リスク評価

1）高血圧症

　日本高血圧学会が定める高血圧のリスク評価は表IV-1に示す通りである．血圧の値そのものの評価も重要であるが，糖尿病，臓器障害，心血管病などの併発，さらに，本態性高血圧か，二次性高血圧（図IV-1）かどうかも重要である．

　同時に，既往疾患によらず，当日の臨床症状とモニターの変化より，その都度治療の適否を決定することが大切である．

　異常高血圧が生じた際，速やかに降圧しなければ，脳，心臓，腎臓ほか，重要臓器に不可逆的，もしくは致死的な障害をきたす病態を，高血圧緊急症あるいは高血圧切迫症という（表IV-2）．以前は，アダラート®（ニフェジピン）の舌下投与などが推奨されたが，降圧速度が速すぎると，重要臓器の虚血をきたしたり，交感神経の過緊張により急性心不全をきたしたりする危険性がある．それゆえ，治療中の降圧剤投与は慎重に行うことが望ましい（p.114 コラム参照）．

　高血圧患者に対する治療の流れ，治療中の

IV　モニタリングの選択

表 IV-1　高血圧患者のリスクの層別化

血圧以外の リスク要因＼血圧分類	軽症高血圧 (140〜159/90〜99 mmHg)	中等症高血圧 (160〜179/100〜109 mmHg)	重症高血圧 (≧180/≧110 mmHg)
危険因子*1なし	低リスク	中等リスク	高リスク
糖尿病以外の危険因子*1あり	中等リスク	中等リスク	高リスク
糖尿病，臓器障害*2，心血管病*2のいずれかがある	高リスク	高リスク	高リスク

*1 心血管病の危険因子
●高血圧，●喫煙，●高コレステロール血症，●糖尿病，●高齢（男性60歳以上，女性65歳以上），●若年発症の心血管病の家族歴

*2 臓器障害/心血管病
心臓　●左室肥大，●狭心症・心筋梗塞，●心不全
脳　　●脳出血・脳梗塞，●一過性脳虚血発作
腎臓　●蛋白尿，●腎障害・腎不全
血管　●動脈硬化性プラーク，●大動脈解離，●閉塞性動脈疾患
眼底　●高血圧性網膜症

●高血圧の予後は血圧値だけでなく，高血圧以外の危険因子や臓器障害，心血管病の有無が関与する．
●危険因子の中では糖尿病のリスクは特に大きい．
●リスク層別化は，高血圧の重症度とリスク要因により低リスク，中等リスク，高リスクの3段階に層別化する．リスク層別化は長期予後の指標となる．

（日本高血圧学会高血圧治療ガイドライン作成委員会編：実地医療のための高血圧治療ガイドライン（JSH 2000）：2001）

高血圧の種類

I　本態性高血圧症
・原因の明らかでない高血圧

II　二次性高血圧症
・高血圧の明らかな原因疾患があり，その疾患の症候としての高血圧

1. 腎性高血圧症
  ⓐ腎実質性
    ・慢性糸球体腎炎
    ・糖尿病性腎症
    ・慢性腎盂腎炎
  ⓑ腎血管性

2. 内分泌性高血圧症
  ⓐ先端巨大症
  ⓑ甲状腺機能亢進症
  ⓒ副腎症
    ・原発性アルドステロン症
    ・Cushing症候群（クッシング）
    ・褐色細胞腫

3. 血管性高血圧症
  ・大動脈炎症候群（高安病）
  ・大動脈縮窄症

4. 神経性高血圧症
  ・脳圧↑（脳腫瘍，脳出血）・脳炎

5. その他
  ・妊娠中毒症・ピル
  ・甘草（グリチルリチン）などの長期服用
  ・Liddle症候群（リドル）

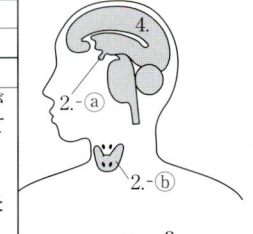

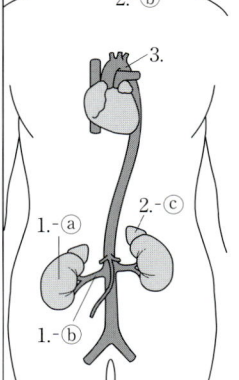

図 IV-1　本態性高血圧症と二次性高血圧症の違い
高血圧の種類

血圧上昇に対する対応は，図IV-2, 3のフローチャートを目安に対応する．すなわち，

①血圧値が160/95 mmHg以下，脈拍100回/分以下，SpO_2，93％以上ならすべての歯科処置は可能

②血圧値が160〜200/96〜115 mmHg，脈拍100〜130/分，SpO_2，90〜93％は慎重に歯科診療を行う

③血圧値が200/115以上90/mmHg以上，脈拍130回/分以上50以下，SpO_2，90％以下ならすべての歯科処置はいったん中止し，静観または，降圧のための治療を行い，改善された後に治療を再開することが望ましい

④注意すべき臨床症状の変化：不安，緊張，気分不良，頭痛，発汗，意識など

⑤モニタ上の循環変化は，安静時と比較して20％以内ならOK

表 IV-2 緊急の治療を要する高血圧：高血圧クリーゼ（緊急症）

●血圧が著しく上昇し，脳・心臓・腎臓およびその他の血管などに重篤な障害が生じているか，あるいは降圧しなければ重要臓器に不可逆的，もしくは致死的な障害をきたす病態を，高血圧緊急症あるいは高血圧切迫症という．

	特徴	症状	原因疾患	降圧の目安
高血圧緊急症	●血圧が急激に上昇し，直ちに降圧を図る必要がある危険な状態 ※ただし，正常域まで一気に下げる必要はない．	①高血圧性脳症 ●頭痛 ●目のかすみ ●昏迷・昏睡 ●痙攣 ②左室負荷⇒{●狭心症 ●肺水腫 ③急性網膜血管障害 ●眼底出血 ●乳頭浮腫 ●滲出液貯留 ※①②は治療にて消失するが，③は降圧後もしばしば持続する	●高血圧性脳症 ●頭蓋内出血 ●不安定狭心症 ●急性心筋梗塞（AMI） ●肺水腫を伴う急性左心不全 ●大動脈解離 ●子癇 ●褐色細胞腫クリーゼ	●直ちに降圧を図る ●拡張期血圧110 mmHgを初期目標とする ●平均血圧では2時間以内に25％をめどに降圧する*
高血圧切迫症	●血圧が急激に上昇し，数時間以内に降圧を図る必要がある危険な状態		●悪性高血圧症 ●周術期重症高血圧 ●熱傷に伴う重症高血圧	●数時間以内に降圧をはかる

*降圧スピードが速すぎると，重要臓器の虚血をきたしたり，交感神経の過緊張により急性心不全をきたしたりする危険性がある
●血圧は精神的要因で大きく変動するので，血圧上昇のみで症状や標的臓器障害がない場合には，緊急降圧の必要はない
●本症の診断は迅速に行わなくてはならないが，病因や病態を正確に把握し，診断・治療を行うことが必要である

2）虚血性心疾患

心筋梗塞後6カ月以内，不安定狭心症，安静時狭心症は歯科治療禁忌である．一次医療機関では安定狭心症，心筋梗塞後6カ月以上を目安とする．しかしながら，これは原則であり，下記のコラムに示すように，緊急歯科治療の際は，循環器内科医と相談の上，二次，三次医療機関で治療可能な場合もある．

心筋梗塞後の歯科治療開始時期

心筋梗塞後の回復過程は，心筋の組織学的治癒に6週間，身体活動能力（p. 85 表IV-9参照）8〜9 METS（階段を昇る）に回復するのに3カ月，梗塞前の身体活動能力に回復するのに6カ月とされ，このことが歯科治療の開始時期を心筋梗塞後6カ月以上とするひとつの根拠である．

一方，近年，経皮的冠動脈形成術（PTCA：Percutanous Transluminal Coronary Angioplasty）や冠動脈血行再建術（ステント留置など）などの早期再灌流療法が導入され，安全かつ迅速にリハビリテーションが行われるようになった．それゆえ，かつては心筋梗塞発症から4〜8週間の入院が普通だったが，2週間以下というものもでてきた．

このようなことを背景に，著者の病院では，入院中に抜歯などの観血的歯科処置を依頼されることもまれではない．患者が歯痛を訴えるときには，内科主治医と相談の上，速やかに除痛治療を行うことも歯科医師の重要な役割と思われる．

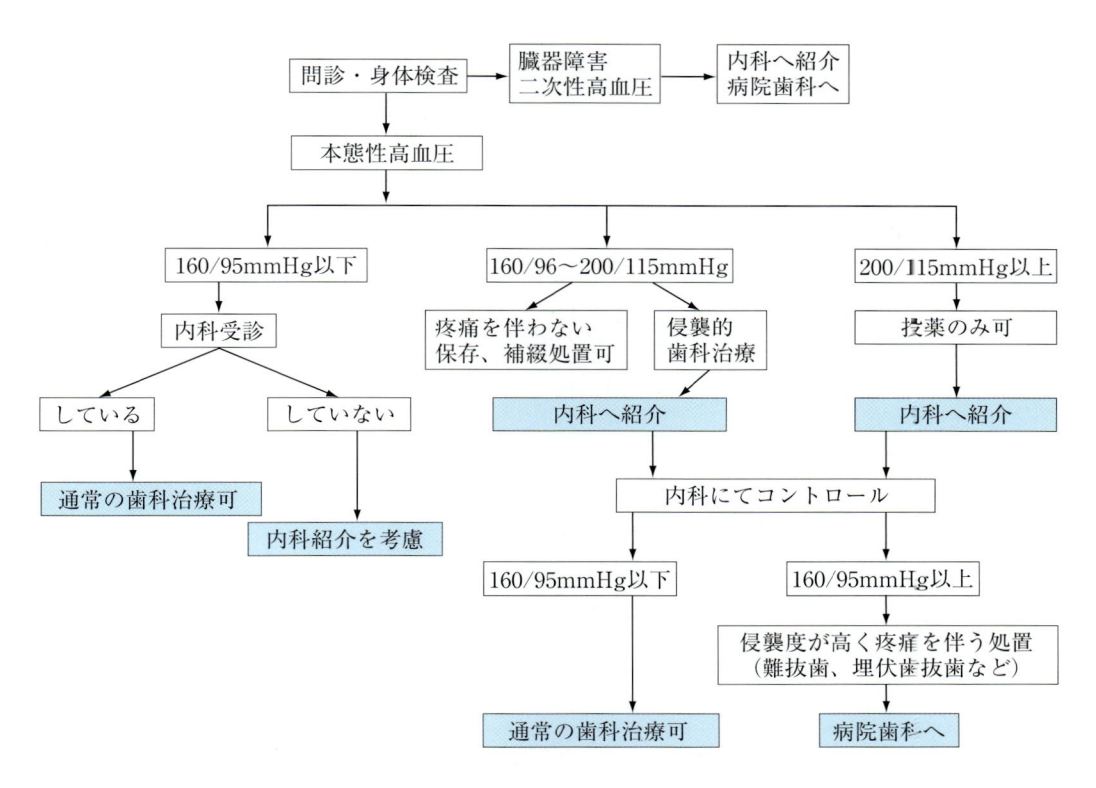

IV　モニタリングの選択

```
問診・身体検査 → 臓器障害 → 内科へ紹介
                 二次性高血圧   病院歯科へ
      ↓
  本態性高血圧
```

- 160/95mmHg以下
  - 内科受診
    - している → 通常の歯科治療可
    - していない → 内科紹介を考慮
- 160/96〜200/115mmHg
  - 疼痛を伴わない保存、補綴処置可
  - 侵襲的歯科治療 → 内科へ紹介 → 内科にてコントロール
    - 160/95mmHg以下 → 通常の歯科治療可
    - 160/95mmHg以上 → 侵襲度が高く疼痛を伴う処置（難抜歯、埋伏歯抜歯など）→ 病院歯科へ
- 200/115mmHg以上
  - 投薬のみ可 → 内科へ紹介

（ただし，緊急歯科処置はこの限りではない．血圧が200/115mmHg以上の緊急歯科処置の際は病院歯科で行う）

図 IV-2　高血圧患者に対する診療の流れ

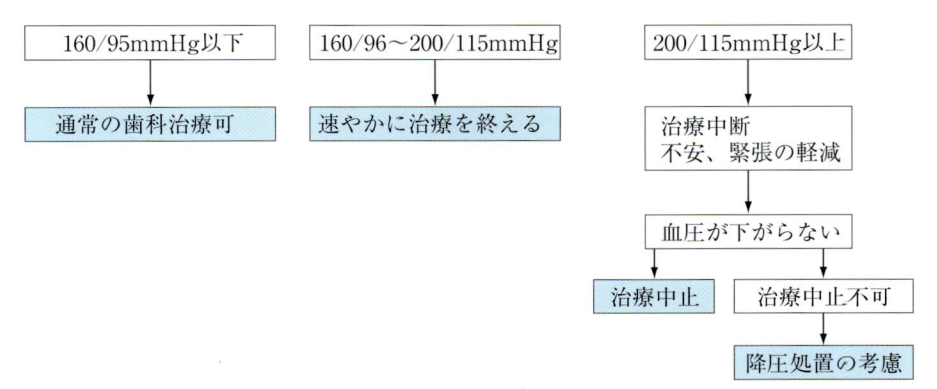

- 160/95mmHg以下 → 通常の歯科治療可
- 160/96〜200/115mmHg → 速やかに治療を終える
- 200/115mmHg以上 → 治療中断　不安、緊張の軽減 → 血圧が下がらない
  - 治療中止
  - 治療中止不可 → 降圧処置の考慮

図 IV-3　歯科治療中の血圧上昇に対する対応（処置前値が 160/95 mmHg 以下の患者）

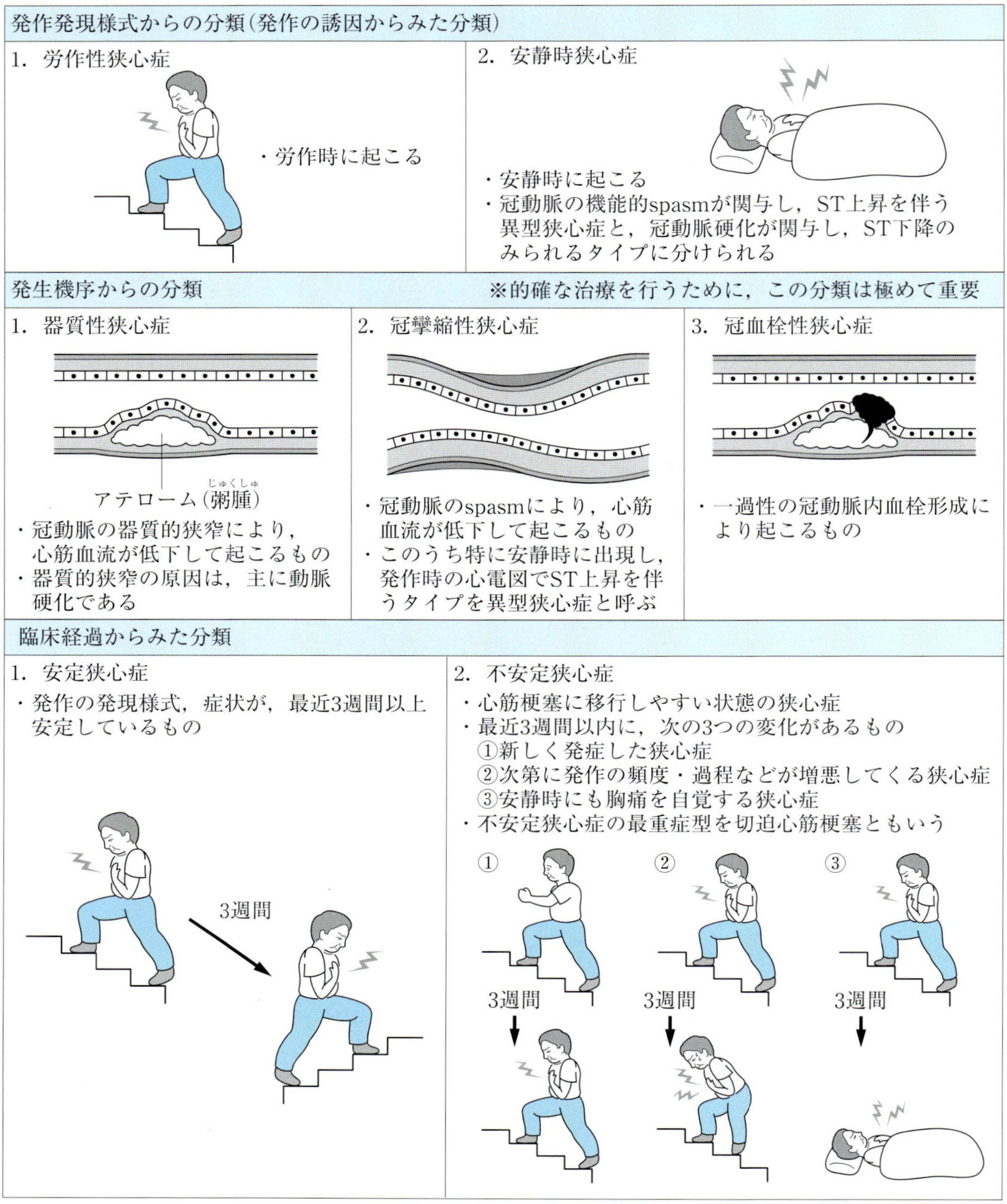

発作発現様式からの分類（発作の誘因からみた分類）	
1. 労作性狭心症 ・労作時に起こる	2. 安静時狭心症 ・安静時に起こる ・冠動脈の機能的spasmが関与し，ST上昇を伴う異型狭心症と，冠動脈硬化が関与し，ST下降のみられるタイプに分けられる

発生機序からの分類　　※的確な治療を行うために，この分類は極めて重要		
1. 器質性狭心症 アテローム（粥腫） ・冠動脈の器質的狭窄により，心筋血流が低下して起こるもの ・器質的狭窄の原因は，主に動脈硬化である	2. 冠攣縮性狭心症 ・冠動脈のspasmにより，心筋血流が低下して起こるもの ・このうち特に安静時に出現し，発作時の心電図でST上昇を伴うタイプを異型狭心症と呼ぶ	3. 冠血栓性狭心症 ・一過性の冠動脈内血栓形成により起こるもの

臨床経過からみた分類	
1. 安定狭心症 ・発作の発現様式，症状が，最近3週間以上安定しているもの	2. 不安定狭心症 ・心筋梗塞に移行しやすい状態の狭心症 ・最近3週間以内に，次の3つの変化があるもの 　①新しく発症した狭心症 　②次第に発作の頻度・過程などが増悪してくる狭心症 　③安静時にも胸痛を自覚する狭心症 ・不安定狭心症の最重症型を切迫心筋梗塞ともいう

● 安定狭心症の大部分は器質性狭心症である．
　不安定狭心症は冠動脈のspasm（攣縮）や，血栓の形成が関係していることが多い．

図 IV-4　狭心症の種類を知る：狭心症の分類

狭心症の分類は図IV-4に示す．

3）心不全（図IV-5）

NYHA（New York Heart Association）の心機能評価にて，III度以上は二次医療機関での入院下歯科治療が必要である．

4）不整脈

すぐに治療を開始しなければならないような不整脈を有する患者が歯科医院を受診する

IV　モニタリングの選択

NYHA Ⅰ度	NYHA Ⅱ度	NYHA Ⅲ度	NYHA Ⅳ度
・心疾患はあるが，通常の身体活動では症状なし	・普通の身体活動で，疲労，呼吸困難，などが出現（通常の身体活動がある程度制限される）	・普通以下の身体活動で，愁訴出現（通常の身体活動が高度に制限される）	・安静時にも呼吸困難を示す（安静時でさえ，心不全症状出現）

図 Ⅳ-5　心不全の分類：NHYA 分類

表 Ⅳ-3　各不整脈の動悸の特徴

	規則性	始まりの感じ方	停止の感じ方	Adams-Stokes 症候群
洞性頻脈	規則的	徐々	徐々	ない
期外収縮	不規則	瞬間的		ない
発作性上室頻拍	規則的	突然	突然	ときにある
心室頻拍	規則的	突然	突然	ある
発作性心房細動	不規則	多くは突然	多くは徐々	まれ
慢性心房細動	不規則	徐々	徐々	まれ

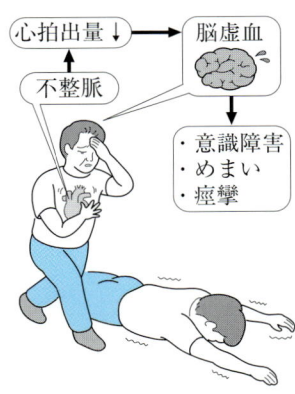

・不整脈原因で起こる失神発作をAdams-Stokes症候群と呼ぶ
※頻脈，徐脈を問わない
・前駆症状として動悸，胸痛などを自覚する場合がある

図 Ⅳ-6　不整脈の症状：Adams-Stokes 症候群

ことは通常ない．不整脈が原因で起こる失神発作をアダムスストークス（Adams-Stokes）症候群という（表Ⅳ-3，図Ⅳ-6，7）．前駆症状として，動悸，胸痛などがある．

一方，日常生活上は症状を認めないが，WPW症候群やLGL症候群のように，突然，発作性上室頻拍を発症するような不整脈もある（コラム早期興奮症候群p.80参照）．また，近年，ペースメーカや体内式自動除細動器埋め込み術などを受けた患者なども，普通に歯科医院を受診するようになってきており，注意を要する．

5）心筋症（図Ⅳ-8）

①拡張型心筋症（DCM：Dilated Cardiomyopathy）：25～60歳台の男性に多い．心不全に移行することが多く，突然死もある．

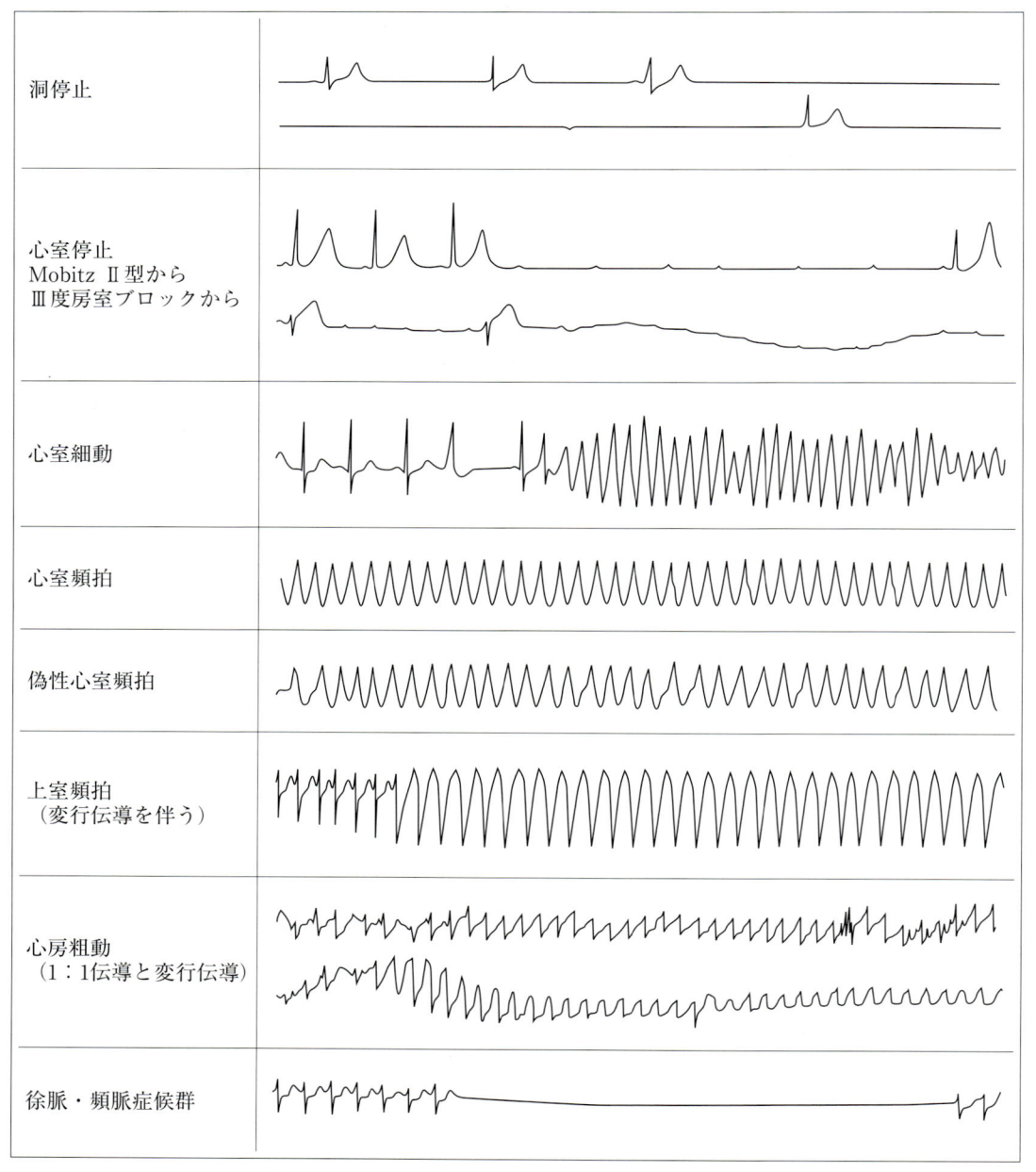

洞停止	
心室停止 Mobitz Ⅱ型から Ⅲ度房室ブロックから	
心室細動	
心室頻拍	
偽性心室頻拍	
上室頻拍 （変行伝導を伴う）	
心房粗動 （1：1伝導と変行伝導）	
徐脈・頻脈症候群	

図 Ⅳ-7　Adams-Stokes 症候群の原因となる不整脈

早期興奮症候群

　心房と心室とを直接に連結する副電導路（正常な刺激伝導路以外にある，心臓の活動電位の通り道．WPW 症候群における kent 束がその代表．ほかに LGL 症候群における James 束，Mahaim 線維などがある）が存在し，心室の早期興奮が生じる病態であり，房室リエントリ頻拍の原因となる．WPW 症候群が最も頻度が高く，房室リエントリ頻拍と発作性心房細動の合併が多い．

IV モニタリングの選択

	拡張型心筋症	肥大型心筋症	拘束型心筋症
心室の形態	●左室の拡張を認める	●しばしば非対称性の中隔肥厚を認める	●繊維化あるいは浸潤した心筋を認める
病理生理	●心室の収縮不全 ●うっ血性心不全を起こしやすい	●拡張障害がある ●左室流出路閉塞を伴うことがある（閉塞性肥大型心筋症） ●左室収縮機能良好	●左室硬化 ●拡張障害を伴う ●左室収縮機能正常 ●心肥大を伴わない

- 肥大型心筋症における非対称性の中隔肥厚とは，左室後壁に比べて心室中隔が著しく厚くなっている状態をいう
- 拘束型心筋症はわが国ではきわめてまれな疾患であるが，中央アフリカでは風土病としてよく知られている

図 IV-8　代表的な心筋症の違いをおさえる：心筋疾患の比較

肥大型心筋症（HCM）は，左室流失路狭窄の有無によって，閉塞性肥大型心筋症（HOCM）と非閉塞性肥大型心筋症（HNCM）に分類される．しかし現在では，左室流出路狭窄の有無は心筋肥厚部位の差にすぎず，心筋の異常な肥大こそが疾患の本質と考えられている

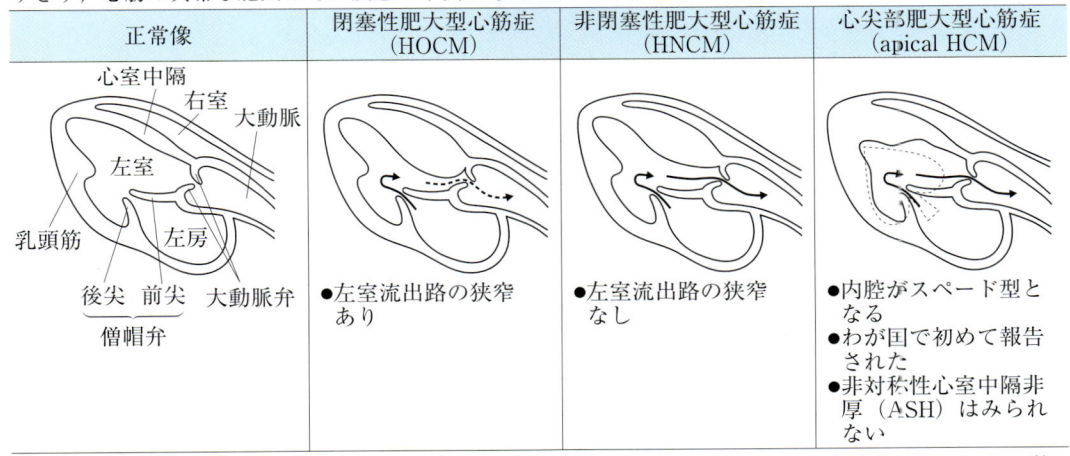

正常像	閉塞性肥大型心筋症（HOCM）	非閉塞性肥大型心筋症（HNCM）	心尖部肥大型心筋症（apical HCM）
心室中隔／右室／大動脈／左室／乳頭筋／左房／後尖／前尖／大動脈弁／僧帽弁	●左室流出路の狭窄あり	●左室流出路の狭窄なし	●内腔がスペード型となる ●わが国で初めて報告された ●非対称性心室中隔肥厚（ASH）はみられない

- 心尖部肥大型心筋症（apical HCM）は肥大が心尖部に限局しており，わが国で多くみられる．その特徴は，左室造影でのスペード型拡張期左室像と心電図胸部誘導での巨大陰性T波（giant negative T wave：深さ1.0mV以上）である
- apical HCMの予後は通常良好である

図 IV-9　いろいろな肥大型心筋症：種類

DCMはHCMと比較してきわめて予後不良であり，5年生存率は50％である．

②肥大型心筋症（HCM：Hypertrophic Cardiomyopathy）（図 IV-9）：30～40歳台の男性に多い．自覚症状は全くないか，あっても動悸，息切れ，さまざまなタイプの胸痛など非特異的なものが多い．5年生存率は，閉塞性約90％，非閉塞性80％と比較的良好である．しかしながら，死因の半分が突然死であり注意を要する．

心筋症は，二次，三次医療機関の歯科に紹介する．

表 IV-4　チアノーゼ出現性先天性心疾患

チアノーゼ	
あり（右→左シャント）	なし（右→左シャント）
Fallot 四徴症（TOF：Tetralogy of Fallot） 完全大血管転位症（TGA：Transposition of Great Arteries） Eisenmenger 症候群 肺動脈狭窄症（PS：Pulmonary Stenosis） Ebstein 奇形 総肺静脈還流異常症（TAPVR：Total Anomalous Pulmonary Venous Return） 総動脈幹症 三尖弁閉鎖症（TA：Tricuspid Atresia）	心房中隔欠損症（ASD：Atrial Septal Defect） 心室中隔欠損症（VSD：Ventricular Septal Defect） 心内膜床欠損症（ECD：Endocardial Cushion Defect） 動脈管開存症（PDA：Patent Ductus Arteriosus） 大動脈肺動脈窓（A-P window） Valsalva 洞動脈瘤破裂

表 IV-5　歯科治療と IE の予防投与（AHA, 1997）

予防投与が必要な患者	予防投与が必要でない患者
高リスク群 　人工弁移植後 　IE の既往 　チアノーゼを伴う重篤な先天性心疾患（単心室，大動脈転位，ファロー四徴） 　肺動脈シャント術後 中リスク群 　大部分の先天性心奇形 　後天性弁疾患（リウマチ性など） 　肥大型心筋症 　逆流を伴う僧帽弁逸脱症	心房中隔欠損 心房中隔欠損・心室中隔欠損・動脈管開存症の術後 6 カ月以上 冠動脈バイパス術後 逆流を伴わない僧帽弁逸脱症 生理的，機能的，治療を要しない心雑音 弁疾患を伴わない川崎病の既往 弁疾患を伴わないリウマチ熱の既往 ペースメーカー

6）チアノーゼ出現性先天性心疾患（表 IV-4）

チアノーゼ出現性先天性心疾患の場合，侵襲的歯科治療（局所麻酔を使用する歯科治療）はすべて二次，三次医療機関の歯科を受診させるべきである．チアノーゼのない場合でも，心不全などの程度により紹介が必要な場合もある．また，感染性心内膜炎予防のため抗菌剤の予防投与が必要な場合も多い．

7）弁膜症

心不全の程度により，二次，三次医療機関の歯科紹介を考慮する．弁膜症においては，感染性心内膜炎（IE）の予防に特に配慮を要する．感染性心内膜炎の予防投与が必要な患者，歯科治療，薬剤の投与法は表に示すとおりである（表IV-5～8）．投与法に関しては，American Heart Association（AHA）の推奨レジメ，アモキシリン 2.0 g を 60 分前に経口投与するのは，1 回の経口投与量が多すぎるため，処方する方にも内服する方にも抵抗があるであろう．確実に血中濃度を上昇させるためには，経静脈的投与がすすめられる．

表 IV-6　IE に対する予防投与が必要な歯科処置（AHA, 1997）

予防投与が必要な処置	予防投与が必要ない処置
抜歯	充填や補綴処置
歯周疾患の処置（歯周外科，スケーリング，ルートプレーニング，プロービング，リコールメインテナンス）	浸潤麻酔
	根管治療（根管内に器具がとどまる場合）
	ラバーダム装着
インプラントや歯の再建	抜糸
根管治療法（根尖を器具が越える場合）	義歯や可撤式矯正装置の装着
ストリップスの歯肉縁下挿入	印象採得
矯正バンドの装着（ブラケットを除く）	フッ素塗布
歯根膜注射	デンタルX線撮影
出血を伴う予防処置（ブラッシング）	矯正装置調整
	乳歯脱落

表 IV-7　予防投与のレジメ（AHA, 1997）

1. スタンダード
   アモキシリン 2.0 g を 60 分前に経口投与
2. 経口投与不可能
   アンピシリン 2 g を 30 分前に静注または筋注
3. ペニシリンアレルギー
   クリンダマイシン 600 mg を 60 分前に経口投与，またはセファレキシンあるいはセファロキシル 2.0 g を 60 分前に経口投与またはアジスロマイシンあるいはクラリスロマイシン 500 mg を 60 分前に経口投与
4. アレルギー＋経口投与不可能
   クリンダマイシン 600 mg を 30 分前に静注セファゾリン 1.0 g を 30 分前に静注または筋注

表 IV-8　予防投与のレジメ
（日本歯科医師会薬剤部会，1991）

1. スタンダード
   ペニシリンを 45 分前に経口投与，処置後は常用量で 3〜5 日
   レナンピシリン 500 mg，タランピシリン 500 mg，バカンピシリン 500 mg
2. ペニシリンが使用できない患者
   セフェムを 60 分前に経口投与，処置後は常用量で 3〜5 日
   セファクロル 500 mg，セフロキシムアキセチル 500 mg，セフテラムピボキシル 200 mg
3. ペニシリンもセフェムも使用できない患者
   トスフロキサシン 300 mg またはクリンダマイシン 300 mg を 60 分前に経口投与，処置後はトスフロキサシンは 450 mg/日，クリンダマイシンは 900 mg/日を 3〜5 日
4. ハイリスク（免疫不全状態，心術後 1 年以内）
   アンピシリン 2 g を点滴静注，開始 15 分してから処置，術後は 1 日 2 回点滴する，あるいは 1. の内服
5. ハイリスク，ペニシリンが使用できない患者
   セフトリアキソンナトリウム 1 g を点滴静注，開始 15 分してから処置，術後は 1 日 2 回点滴静注する，あるいは 2. の内服
6. ハイリスク，ペニシリンもセフェムも使用できない患者
   リン酸クリンダマイシン 600 mg を点滴静注，開始 15 分してから処置，術後は 1 日 2 回点滴するかクリンダマイシン 900 mg/日，あるいは 3. の内服

2．全身疾患の内容と歯科治療の時期

　心疾患のなかでも，虚血性心疾患のように，内科的治療や治療時期を延期することでリスクの軽減が期待できるものと，心不全や心筋症のように，一時的に急性心不全などの状態の悪い時期があるとしても，継続的にリスクが残るものとでは対応が異なる．

　虚血性心疾患であれば，全身状態が安定するまで対症療法で経過をみることも可能であるが，慢性心不全などでは，多少治療時期を

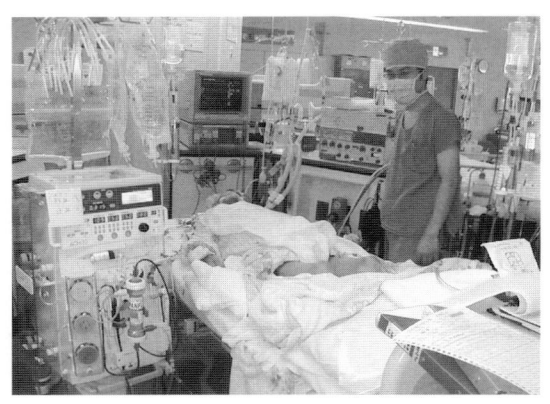

図 IV-10　集中治療室
各種モニター，治療機器，薬剤，医療従事者が24時間体制で配備されている

引き延ばしても全身状態の改善は望めない．それゆえ，入院など，積極的に全身管理をしながら歯科治療を行わねばならない場合もある．

3．紹介先は二次医療機関か三次医療機関か

紹介先が，二次医療機関か三次医療機関かは，歯科治療が適切にできるかどうかよりもむしろ予測される全身的偶発症に対して，いかに速やかに，適切に対応できるかどうかが条件になる．

たとえば，急性心筋梗塞が発症した際，一次・二次救命措置，冠動脈造影や心エコーによる病態把握，血栓溶解療法や冠動脈形成術を行うことが可能であり，術後24時間体制で緊急対応ができる施設で歯科治療が行われることが，患者にとって最も安全である（図IV-10）．

つまり，予測しうる全身的偶発症に対して，その分野の専門医が常駐していることはもちろん，検査機器，集中治療設備，それを支える人的後方支援体制が十分な施設で行われることが望ましい．

4．リスク評価（外来受診患者と在宅・寝たきり患者の違い）

自力で歩いて歯科を受診できる患者は，歯科治療に対する最低限のリスク評価が終了しているともいえる．身体的侵襲度のみに限っていうなら，抜歯（局所麻酔薬に含まれるエピネフリンの作用も含む）程度の侵襲度であれば，「普通に歩いて歯科医院を受診することができる」程度よりもリスクを小さくすることが可能である（p.86．症例1　参照）．

一方，在宅患者は，きわめてリスクが高い．訪問診療の前日や当日に亡くなったという報告もよく耳にする．

①在宅患者の特徴：在宅患者の特徴として以下のことがあげられる．

　a．精密な検査がなされていない場合が多く，既往疾患の診断，評価が甘くなっている場合が多い

　b．運動耐用能がどの程度か評価できないため，リスク評価が難しい

　c．老人が多く，脳卒中，痴呆，難聴などを併発しているためコミュニケーションが取りにくく，訴えも乏しいため全身状態の変化がとらえにくい

　d．持参できるモニタに限界があり，治療中のデータを入手しにくく，偶発症が生じた際の人的，物的支援に乏しい

　e．緊急時の搬送システムなど整備が必要である

②在宅患者のリスク評価，対応：在宅患者に抜歯などの観血的歯科治療を行うことはま

IV　モニタリングの選択

表 IV-9　各種労作の運動強度

METs	リハビリ労作	運動負荷試験	日常労作および家事など	職業労作など	レクリエーションなど
1～2	臥床安静 座位，立体 ゆっくりとした歩行 （1～2 km/h）	＊注意 「トレッドミル：センタープロトコール 自転車エルゴメーター：体重60 kgの人で」	食事，洗面 編み物，裁縫 自動車の運転 乗り物に座って乗る	事務仕事 手先の仕事	ラジオ，テレビ，読書，トランプ，囲碁，将棋
2～3	ややゆっくりした歩行 （3 km/h） 自転車（8 km/h） 普通の歩行（4 km/h） 自転車（10 km/h）	ステージ0（2.2） マスターテスト 1/2 シングル 25 W（3.6）	乗り物に立って乗る 調理，小物の洗濯 床拭き（モップで） シャワー 荷物を背負って歩く（10 kg）	守衛，管理人 楽器の演奏 機械の組立て 溶接作業 トラックの運転	ボーリング 盆栽の手入れ ラジオ体操 バドミントン（非競技） 釣り
3～4	やや速めの歩行（5 km/h）	ステージ1（4.3） 50 W（4.7）	炊事一般，洗濯，アイロン ふとんを敷く 窓拭き，床拭き（膝をついて） 荷物を抱えて歩く（10 kg）	タクシーの運転 ペンキ工	ゴルフ（バッグを持たずに） 園芸 卓球，テニス（ダブルス）
4～5	自転車（13 km/h） 柔軟体操		軽い大工仕事，軽い草むしり 床拭き（立て膝で） （夫婦生活），（入浴）		バドミントン（シングルス） キャッチボール
5～6	速めの歩行（6 km/h） 自転車（16 km/h）	マスターテストシングル ステージ2（5.7） 75 W（6.0）	荷物を片手にさげて歩く（10 kg） 階段昇降 庭掘り，シャベル使い（軽い土）	大工 農作業	アイススケート 渓流釣り
6～7	ゆっくりしたジョギング（4～5 km/h） 自転車（17.5 km/h）	マスターテストダブル ステージ3（7.0） 100 W（7.3）	まき割り シャベルで掘る 雪かき，水汲み		テニス（シングルス）
7～8	ジョギング（8 km/h） 自転車（19 km/h）	ステージ4（8.3） 125 W（8.7）			水泳 エアロビクスダンス 登山，スキー
8～	ジョギング（10 km/h） 自転車（22 km/h）	ステージ5（10.2） 150 W（10.0）	階段を連続して昇る（10階）		なわとび 各種スポーツ競技

れとは思われるが，どうしても必要な場合には次のような評価，対応を行うべきである．

 a．内科主治医への対診（状況により，内科主治医の往診にあわせて訪問治療する）

 b．歯科治療中は，家族を同伴させ，普段の状況と比較して全身状態に変化がないかを確認しながら治療をする

 c．バイタルサインをチェックする（介助者を付き添わせていくことが望ましい）

 d．入院下集中治療なども考慮する

5．歯科治療の侵襲度はどの程度か

　著者は，以前にNYHA IV度の心不全を有する患者の入院下歯科治療の経験と各種労作の運動強度（表IV-9）との比較から，普通抜

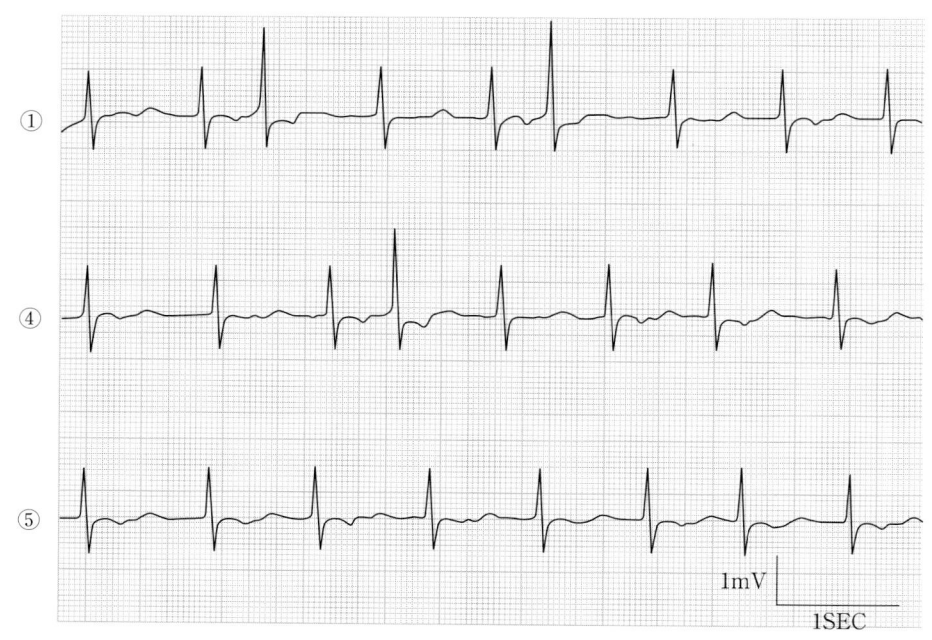

図 IV-11 歯科治療中の心電図変化
心房細動であり，リズム不整を認める

歯程度なら，侵襲度を2METS以下まで抑えられるのではないかということを示した．

以下，具体的な症例を示して歯科治療の侵襲度に関して述べる．

症例 I：78歳，女性．

既往歴：大動脈弁・僧帽弁閉鎖不全症．慢性心不全（NYHA IV度）．心胸郭比95％．日常は屋内にて杖歩行が可能なときがある．

現病歴：患者の強い希望があり，入院下に抜歯，補綴治療を行うことにした．

処置および経過：抜歯は2度に分けて行った．感染性心内膜炎予防のために，手術前に合成ペニシリン系抗生剤（ASPC 2 g）を100 mlの生理食塩水に溶かし，1時間かけて投与した．診療台を約30度の角度をつけて仰臥位とし，患者の呼吸が最も楽な姿勢をとらせた．1度目の処置の際はエピネフリン無添加，2度目の処置の際は，16万分の1エピネフリン添加局所麻酔を何度かに分けて

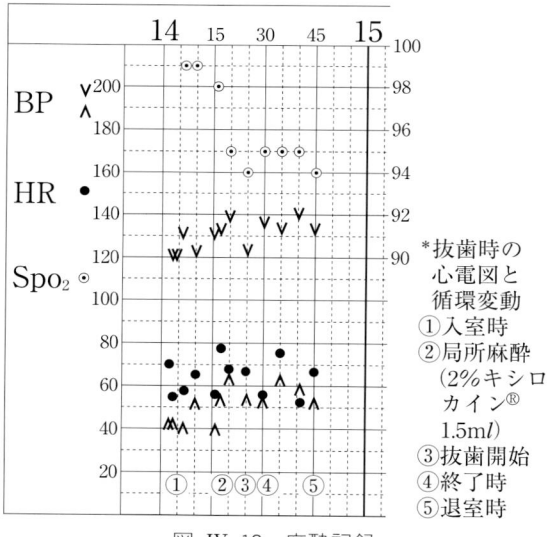

図 IV-12 麻酔記録
治療中はSpo$_2$の軽度低下を認める．心房細動により心拍数は不安定であるが循環変動は軽度であった

*抜歯時の心電図と循環変動
①入室時
②局所麻酔（2％キシロカイン® 1.5ml）
③抜歯開始
④終了時
⑤退室時

行った．心房細動があるため処置中の心拍数は一定しなかったが，偶発症なく処置を終了した（図IV-11，12）．

症例解説：本症例は心不全が進行し，体調

が悪いときにはトイレへの歩行すら不可能で，ベッドサイドのポータブルトイレを使用していた．表IV-10に示す症状すべてを訴えた．

　入院下に歯科処置を行ったため，体調の良い時を選んで処置を行うことが可能であり，毎日顔を合わすことで患者との信頼関係が確立され，処置に対する不安が軽減できた．また，水分やナトリウム栄養の摂取など日常生活も管理が十分に行えた．

　従来，NYHA IV度の歯科治療は禁忌といわれてきた．一般にNYHA III度は2〜5METS（活動時の最大酸素摂取量を安静時の酸素摂取量で除した値），IV度は2 METS以下の運動耐用能に相当するとされている．本症例では，心機能の著しい低下から，体調

表 IV-10　慢性心不全の自覚症状

労作時の呼吸困難，咳嗽，喀痰，消化器症状として食欲不振，腹満感，肝腫大，下肢の浮腫，心拍出量の低下による症状として易疲労感，やせ，夜間多尿，乏尿，精神神経症状として不安感

不良の時はベッドからおりることさえままならなかった．本症例の日常生活からすると，今回の抜歯の負荷は，トータルで1.4METS（トイレが一人でできる，一人で洗面，食事ができる）以下であったと考えられる．つまり，精神的負荷を最小限に抑えることができるなら，普通抜歯（局所麻酔に含まれるエピネフリンの循環負荷も含む）程度の侵襲なら，極度の心不全患者でも歯科治療が可能だといえる．

歯科治療と全身的偶発症

　最近では，インプラント，歯周外科手術，ロングスパンのブリッジの形成など，1回の治療に数時間を要し，従来よりもはるかに侵襲の大きいと考えられる歯科治療が一次医療機関で日常的に行われるようになってきた．

　ロングスパンのブリッジ形成に2時間近く要し，その後，買い物途中に脳卒中を発症，当院に入院した患者の診療を経験したことがある．患者自身は，歯科治療が引き金になったと信じ込み，「もう2度とあの歯科医院には行かない」といっていた．因果関係はともかく，患者はそういう認識をするものだ，ということを知っておく必要があろう．

3 どのようなモニタリングを行うか 具体的な器具，方法

1．疾患別モニタリングの実際

本項では，モニタで印刷される実際の記録から患者の全身状態をどのように評価するかを示す（図Ⅳ-13 a, b，図Ⅳ-14）．

1）高血圧症

高血圧症においては，血圧，脈拍，パルスオキシメータを装着する．実例の記録に基づいて，モニタの見方を示す．

症例 2：67 歳，女性

既往歴：糖尿病

処置および経過：上顎第一大臼歯の抜歯を計画した．

モニタ付属のプリンターからの記録は表Ⅳ-11 のように表示される．

①入室時血圧：177/88 mmHg，脈拍 125 回/分

②臥床安静 10 分後：144/82 mmHg，脈拍 120 回/分

③局所麻酔直後（8 万分の 1 エピネフリン含有 2％ キシロカイン® 1.8 ml）：140/82 mmHg，脈拍 119 回/分

④処置開始時：184/101 mmHg，脈拍 120 回/分

⑤アーチファクト：83/32 mmHg，脈拍 30 回/分

⑥処置終了時（座位）：135/77 mmHg，脈拍 88 回/分

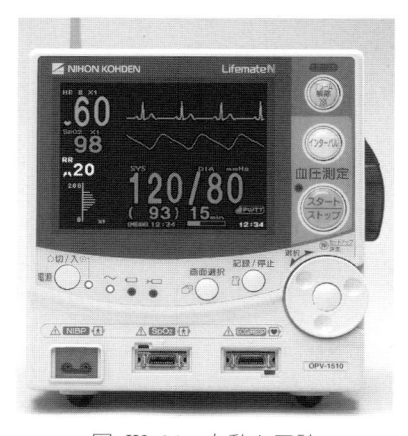

図 Ⅳ-14　自動血圧計

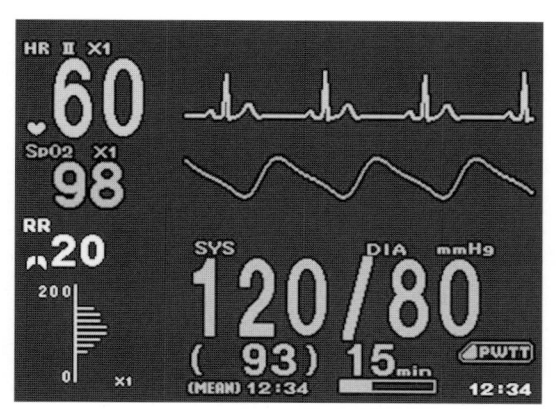

図 Ⅳ-13 a　心電図，自動血圧計，パルスオキシメータを装着した時のモニタ画面

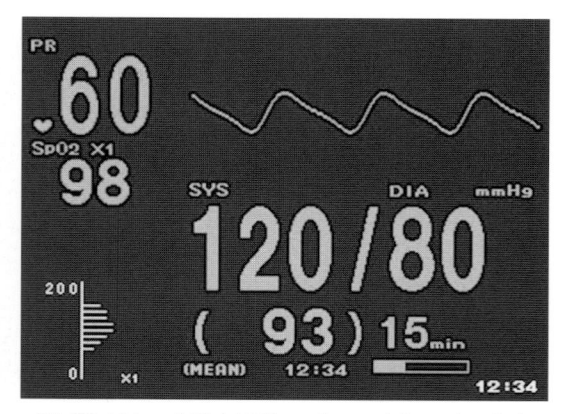

図 Ⅳ-13 b　自動血圧計，パルスオキシメータを装着した時のモニタ画面

IV　モニタリングの選択

表 IV-11　モニタリング，記録の実際

04.01.15	時刻	最高	平均	最低	脈拍
		—	mmH	—	bpm
①	09：48	177	111	88	125
	09：50	152	106	81	122
②	09：55	144	105	82	120
③	10：00	140	98	82	119
④	10：03	184	129	101	120
	10：05	168	122	91	120
	10：10	188	132	97	122
⑤	10：13	83	44	32	30
	10：14	180	122	98	123
	10：15	180	122	93	121
	10：20	172	127	97	120
⑥	10：24	135	101	77	88
	10：26	156	116	77	97

①入室時血圧：177/88 mmHg，脈拍 125 回/分；緊張のためか血圧が高い．確認すると，普段から少し血圧が高いとのことであった．内服薬はない．血圧値には目がいきやすいが，脈拍を見落とすことが多い．この値からかなり緊張していることがうかがえる．

②臥床安静 10 分後：144/82 mmHg，脈拍 120 回/分；10 分間の安静で，収縮期血圧は 144 mmHg にまで減少した．処置を開始した．しかし，脈拍が高い．もう少し待機してから処置を開始するのも一考である．

③局所麻酔直後（8 万分の 1 エピネフリン含有 2％キシロカイン TN 1.8 ml）：140/82 mmHg，脈拍 119 回/分；局所麻酔はゆっくり時間をかけて行った．局所麻酔前と比較して血圧の上昇は認めていない．

④処置開始時：184/101 mmHg，脈拍 120 回/分；抜歯開始．疼痛の訴えはない．しかし，収縮期血圧は 184 mmHg まで上昇した．このことから，血圧，脈拍数の上昇は精神的要因が大きいことを示している．術中一度も疼痛は訴えなかったが，脈拍は減少しなかった．

⑤アーチファクト：83/32 mmHg，脈拍 30 回/分；アーチファクトである．自動血圧計では，しばしば，こういうことが起こる．あわてず，速やかに患者の臨床症状の変化を確認すると同時に，直接，脈を触れて血圧，脈拍に異常がないかを確認する（図IV-15）．本症例では，計り直すことで先ほどの値が誤りであったことを再確認している．

⑥処置終了時（座位）：135/77 mmHg，脈拍 88 回/分；処置を終了し，座位にしたとたんに，血圧，脈拍ともに減少した．歯科治療の精神的ストレスの大きさを示している．

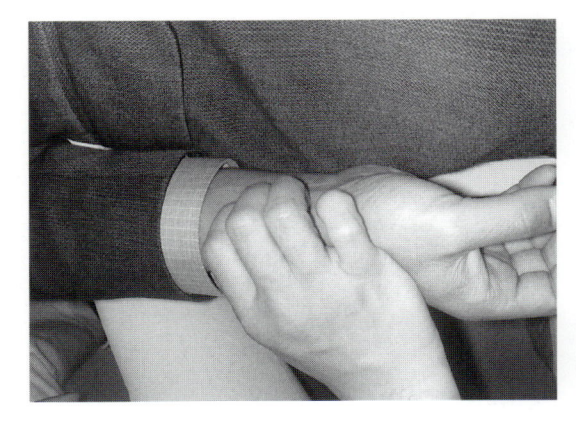

図 IV-15　脈拍触知
基本は患者の臨床症状の把握である．モニタに頼りすぎないことが重要である

循環変動は，値そのものの評価も必要だが，文字通り流れをみることがさらに重要である．治療室に入り，最初に計測した血圧，心拍数は基準になるものだが，患者が緊張している場合は，高くなりやすい．しばらく安静にしてから再計測することで，より普段に近い値を得られる．

心循環系は，浸潤麻酔，治療内容，機器の種類，音，治療者や介助者の態度や会話の内容などあらゆるものに反応する．リアルタイムにデータをみる一方，前後のデータと常に比較しながら評価，対応することが重要である．

2）心疾患

心疾患においては，胸部X線と心電図の評価が望ましい（図IV-16，17）．治療中は血圧，脈拍，動脈血酸素飽和度に加えて心電図もモニタするべきである．実際の臨床においては，ほとんどの場合，パルスオキシメータも同時に装着するので，両方が同時に記録されたものを中心に，典型例をいくつか示す．

①正常心電図

図IV-18は，心筋虚血もなくリズム不整もない正常心電図である．心臓から駆出される血液量（1回拍出量）とリズム（心拍数）に乱れがないため，動脈血酸素飽和度の脈波も基線に揺れがなく，形・頻度ともに不整がな

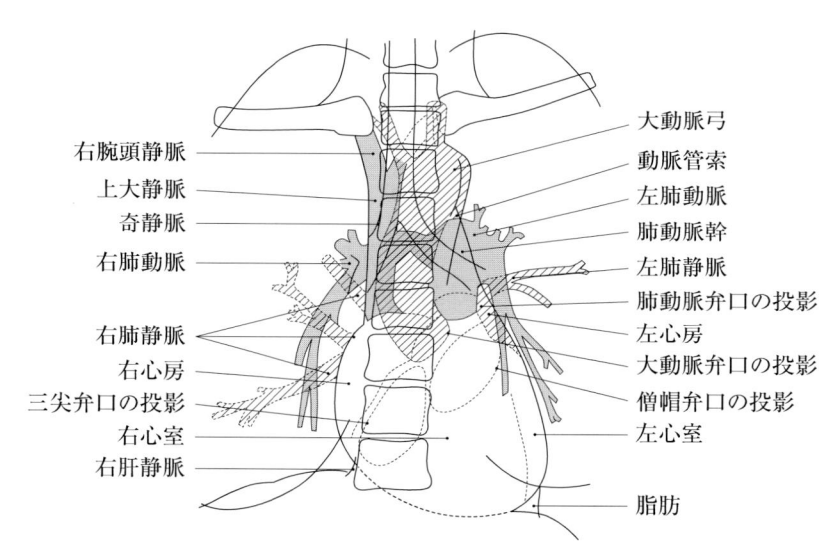

図 IV-16　胸部X線：正面像の解剖学的説明

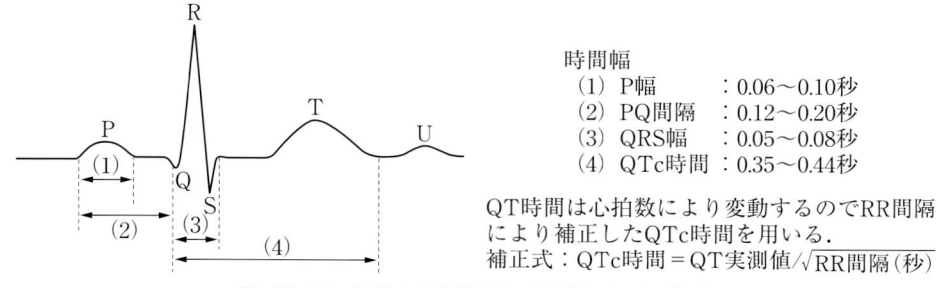

時間幅
（1）P幅　　　：0.06～0.10秒
（2）PQ間隔　：0.12～0.20秒
（3）QRS幅　　：0.05～0.08秒
（4）QTc時間　：0.35～0.44秒

QT時間は心拍数により変動するのでRR間隔により補正したQTc時間を用いる．
補正式：QTc時間＝QT実測値／$\sqrt{RR間隔(秒)}$

図 IV-17　正常心電図波形の計測および正常値

い.
②虚血性心疾患

急性心筋梗塞の心電図変化，心筋梗塞の部位診断，Master の two step 運動負荷法，段階的運動負荷法，発作時の ST 低下，労作性狭心症患者の運動負荷心電図，異型狭心症発作時の心電図を示す（表IV-12, 図IV-19〜24）．

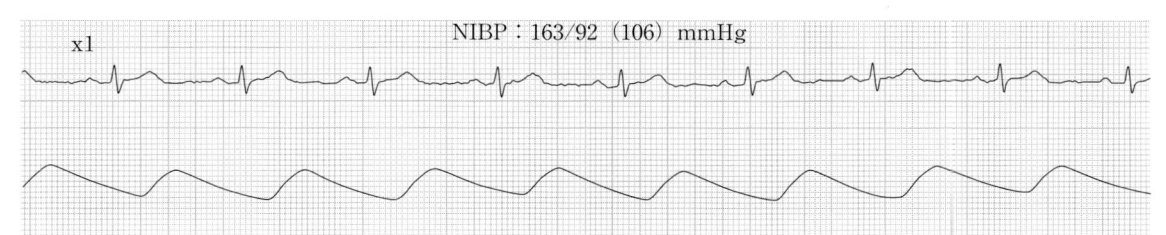

図 IV-18　正常心電図

表 IV-12　心筋梗塞の部位診断

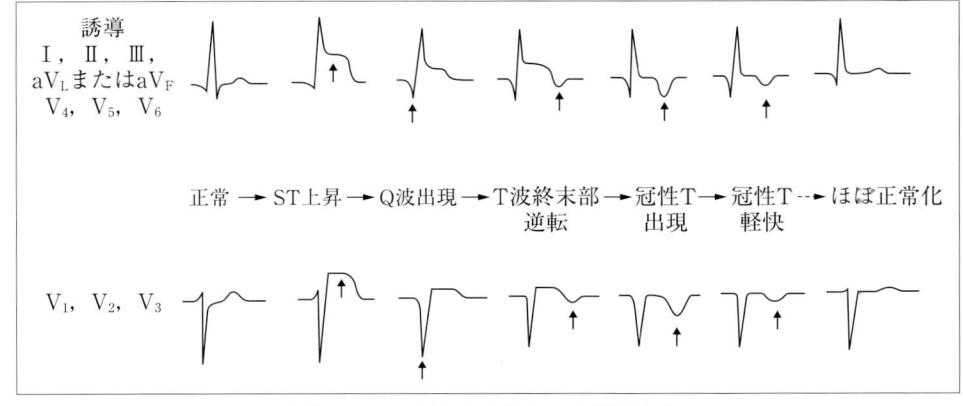

図 IV-19　急性心筋梗塞の心電図変化

負荷心電図

負荷前

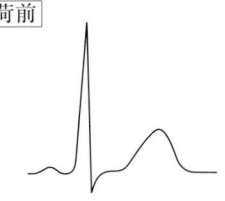

負荷後

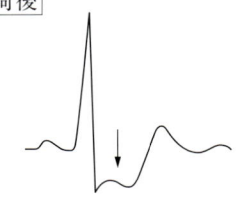

```
━━━━━━ 運動負荷試験の禁忌 ━━━━━━
         （AHAによる絶対的禁忌）
急性疾患
  急性心筋梗塞，不安定狭心症，急性心膜心筋炎，心内膜炎，重症熱性
  疾患，静脈炎および肺塞栓症
慢性疾患
  重症の甲状腺・肝・腎・リウマチ性疾患，活動性痛風，重度身体障害
  者，衰弱，貧血，未治療の高血圧，肺高血圧症，精神病者
心機能異常
  重症心不全，重症の大動脈ないし僧帽弁狭窄症，重症不整脈（心室性
  頻拍，未治療の心房細動，3度の房室ブロックなど），固定レート型ペ
  ースメーカー
```

運動負荷心電図の判定基準

陽性の 心電図所見	1	1mm（0.1mV）以上のST下降（水平性または下向性）
	2	1mm（0.1mV）以上のST上昇（水平性または上向性）
陽性を示唆する 心電図所見	1	上向性（upsloping）ST下降（2mm以上）
	2	陰性U波
	3	不整脈：脚ブロック，房室ブロック，多源性・多形性心室期外収縮，心室頻拍，上室頻拍

図 IV-20　Master の two step 運動負荷法

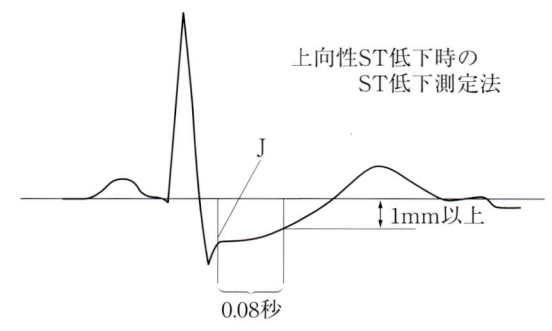

上向性ST低下時の
ST低下測定法

J
1mm以上
0.08秒

心筋虚血の診断基準（段階的運動負荷法）
1) 水平（horizontal）または下向性（down-sloping）ST の低下が，PR segment を基準として，1 mm 以上あるとき
2) 上向性（upsloping）ST の低下の場合，J 点から 0.08 秒後での ST 低下が 1 mm 以上あるとき
3) 1 mm 以上の ST 上昇

図 IV-21　段階的運動負荷法

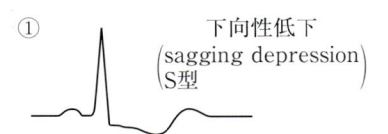

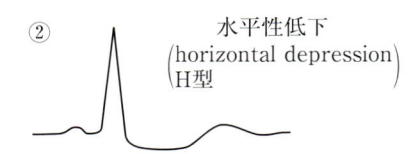

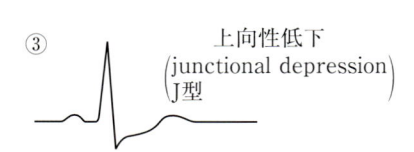

① 下向性低下
（sagging depression）
S型

② 水平性低下
（horizontal depression）
H型

③ 上向性低下
（junctional depression）
J型

下向性および水平性のST低下は心筋虚血の存在など病的意義が強い

図 IV-22　発作時の ST 低下

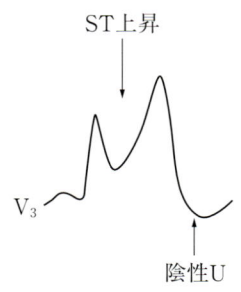

ST上昇
V_3
陰性U

図 IV-23　異型狭心症発作時の心電図

Ⅳ　モニタリングの選択

運動負荷前

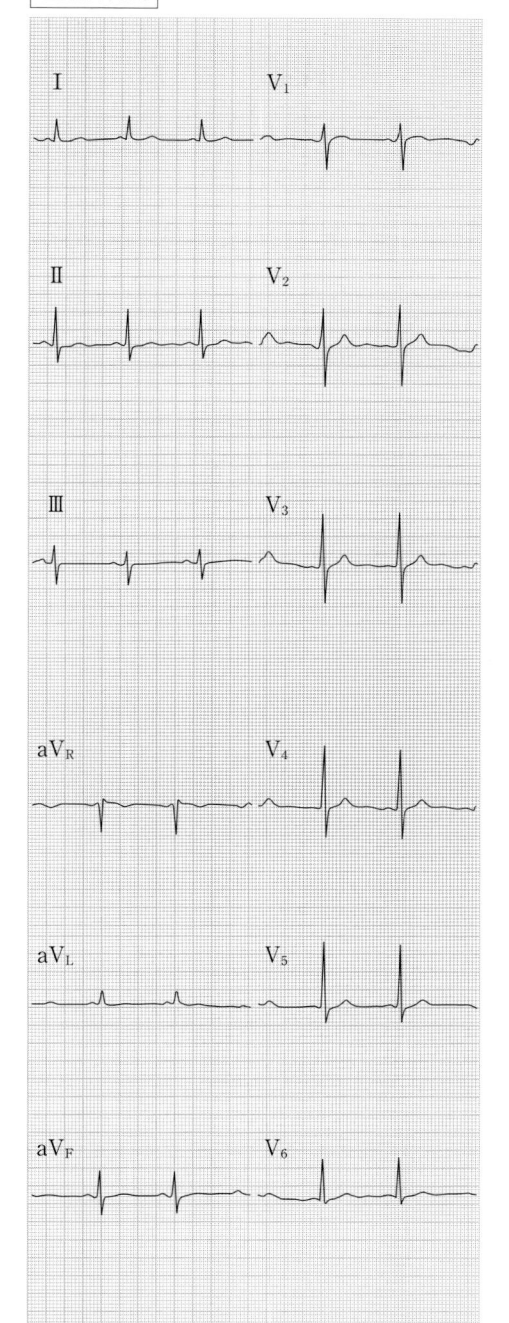

運動負荷後

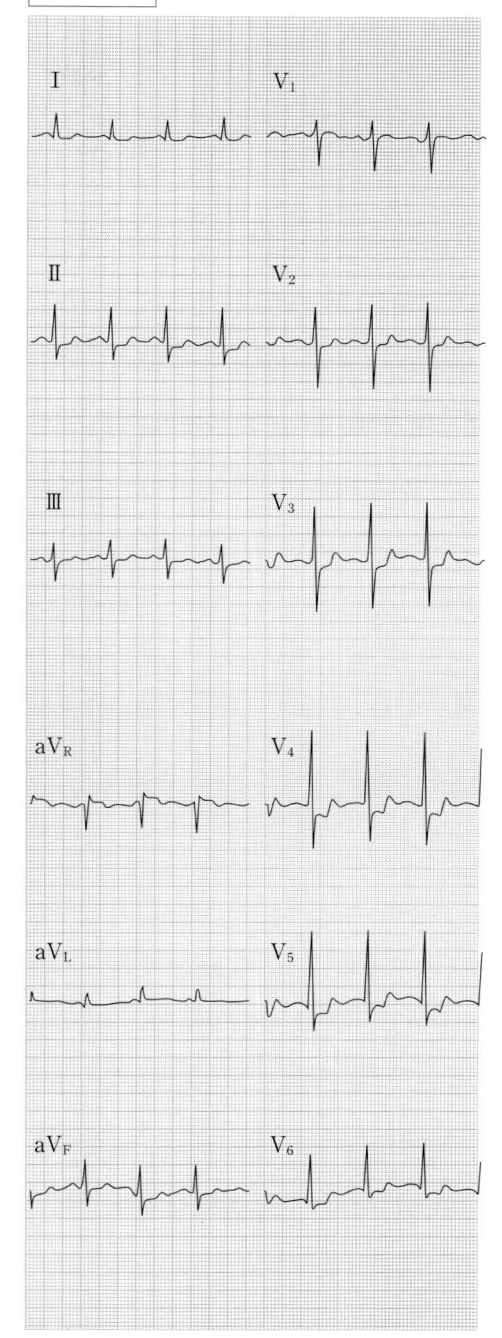

- 労作性狭心症患者の master two step 運動負荷による運動負荷心電図である
- 運動負荷前の 12 誘導心電図は正常であったが，負荷後に胸痛とともに II，III，aV_F，V_3〜V_6 で 1 mm 以上の虚血性 ST 低下が認められた

図 Ⅳ-24　労作性狭心症の検査：運動負荷心電図

a．上向性 ST 低下

> **症例 3：59 歳，男性**（図IV-25）
> 　既往歴：大動脈弁置換術後．NYHA II 度．軽度の運動負荷で動悸がある．
> 　モニタ所見：血圧 154/63 mmHg，心拍数 79 回/分．上向性 2 mm の ST 低下を認める．リズム不整はない．

図 IV-25

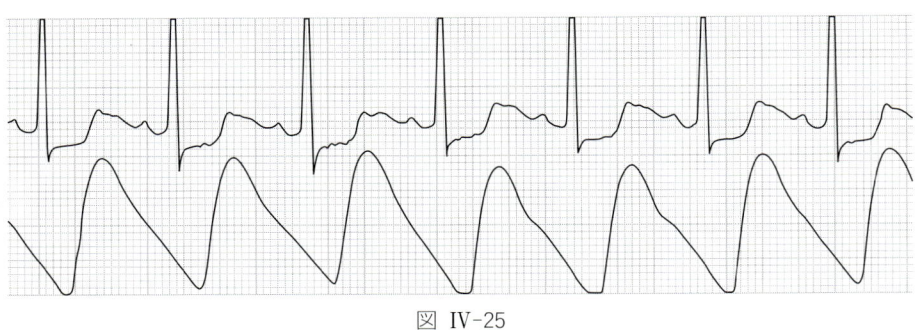

b．水平性 ST 低下

> **症例 4：65 歳，男性**（図IV-26）
> 　既往歴：心筋梗塞バイパス術後．糖尿病．脳梗塞．高血圧．慢性心不全．NYHA III 度．病棟より車椅子にて来院した．
> 　モニタ所見：血圧 110/65 mmHg，心拍数 122 回/分．Spo_2 93%．慢性心不全があり，動脈血酸素飽和度が低値を示している．水平性 1 mm の ST 低下を認める．リズム不整はないが，頻脈あり．きわめてリスクが高い．

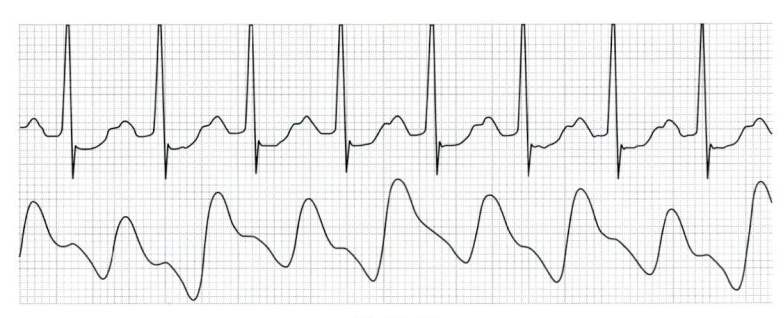

図 IV-26

c．下向性 ST 低下

> **症例 5：49 歳，男性（図IV-27）**
>
> 既往歴：バージャー病．肝炎．NYHA II 度．軽度の運動負荷で動悸がある．
>
> モニタ所見：血圧 169/97 mmHg，心拍数 67 回/分．下向性 1 mm の ST 低下，T 波の逆転を認める．リズム不整なく，循環良好である．

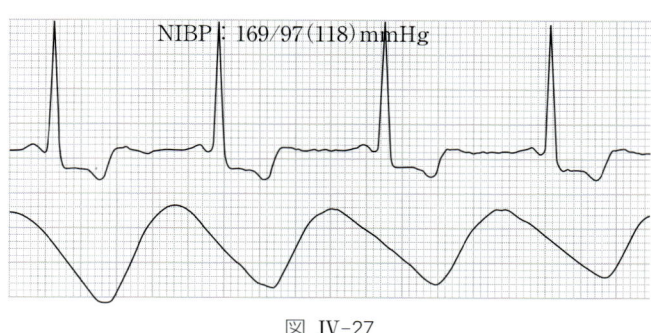

図 IV-27

d．T 波の逆転

> **症例 6：74 歳，女性（図IV-28）**
>
> 既往歴：心筋梗塞．心臓破裂術後（心室中隔欠損残存）．糖尿病．C 型肝炎．慢性心不全．NYHA II 度．駆出率 14%．
>
> モニタ所見：血圧 130/58 mmHg，心拍数 82 回/分．Spo_2 97%．ST 低下は認めないが，T 波の逆転を認める．

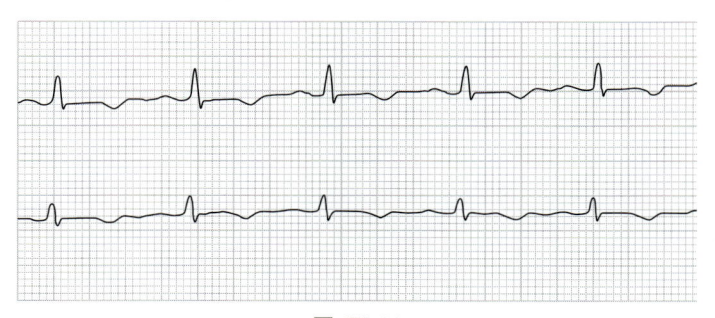

図 IV-28

③不整脈

重篤な不整脈を有する患者が一次医療機関を受診することはまれであるが，日常生活に支障のない患者が，不整脈を自己申告しない，あるいは気づいていない場合もある．こういう症例においては，パルスオキシメータの波形の乱れから不整脈の有無を確認できることも多い．

a．心房性不整脈

心電図で，洞調律よりも早期にP波が出現し，そのP波が正常と形が異なるとき，心房性期外収縮（APC：atrial premature contraction）と診断する．

ⅰ）心房性期外収縮①

症例7：73歳，男性（図Ⅳ-29）

既往歴：脳出血後片麻痺．不整脈．

モニタ所見：血圧118/82 mmHg，心拍数71回/分．SpO_2 99%．4心拍目のP波の形が，他のP波と異なり，他のP波の間隔よりも先行P波との間隔が短い．QRS波の形は他のQRS波と同様である．SpO_2の脈波形にもリズム不整がみられる．

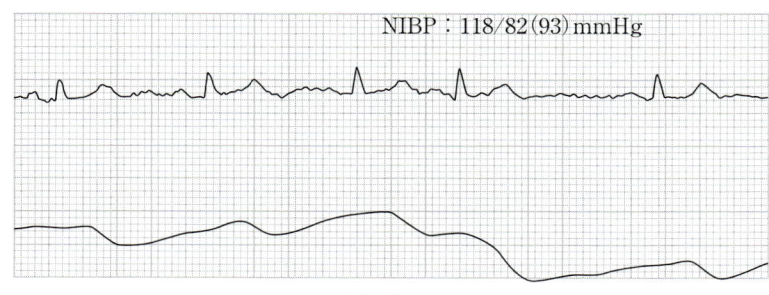

図 Ⅳ-29

ⅱ）心房性期外収縮②

症例8：73歳，男性（図Ⅳ-30）

既往歴：脳出血後片麻痺．不整脈．

モニタ所見：血圧94/66 mmHg，心拍数69回/分．SpO_2 96%．APC連発の心電図である．通常のQRSと同様の形をしたQRSが連発して生じている．それぞれのQRS波の前には，形は明瞭ではないがP波が認められる．

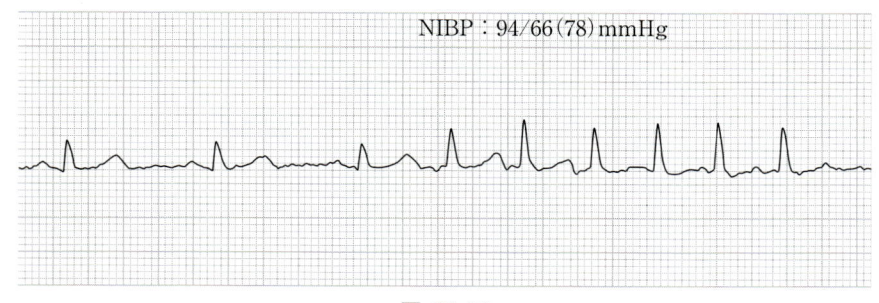

図 Ⅳ-30

IV　モニタリングの選択

b．心室性不整脈

心電図で，先行するP波を欠き，通常のQRS波よりも早期に幅広く変形したQRS波がみられるとき，心室性期外収縮（VPC：ventricular premature contraction）と診断する．

i) 心室性不整脈

症例9（図IV-31）
モニタ所見：血圧 160/108 mmHg，心拍数 99 回/分．Spo$_2$ 91%．3心拍目のQRS波が他のQRS波とは異なる形で生じており，それに続くT波はQRSと反対の方向を向いている．このQRSの前にはP波がない．心室性不整脈であるために，心臓拍出量が減少しSpo$_2$の波形がほとんど消失している．

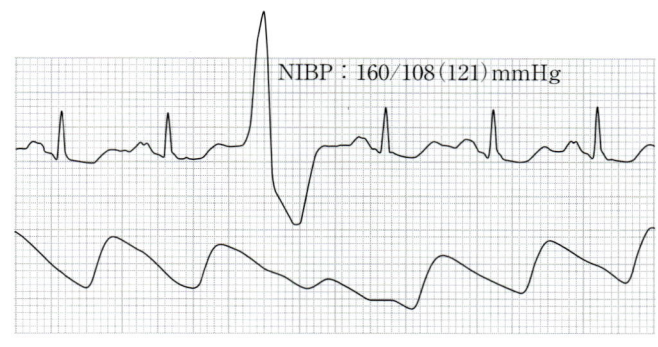

図 IV-31

ii) 心室性不整脈（二段脈）

症例10：65歳，女性（図IV-32）
既往歴：僧坊弁置換術後（NYHA II度）．脳梗塞．高血圧．チェアを倒すと呼吸困難を訴える．
モニタ所見：歯科治療室入室時のモニタ所見である．血圧 157/63 mmHg，心拍数 90 回/分，脈拍 45 回/分．Spo$_2$ 96%．典型的な二段脈である．通常の洞調律と心室性不整脈が交互に出現している．心電図上では，心拍数 90 回/分だが，触知する脈拍は 45 回/分である（Spo$_2$の波形がほとんど消失している）．夜間，就眠時に息苦しいとの訴えがあり，慢性心不全の悪化が予測された．歯科治療を中止し，循環器専門医に対診，救急外来にて塩酸リドカイン，マグネシウム投与などの治療を受けた．

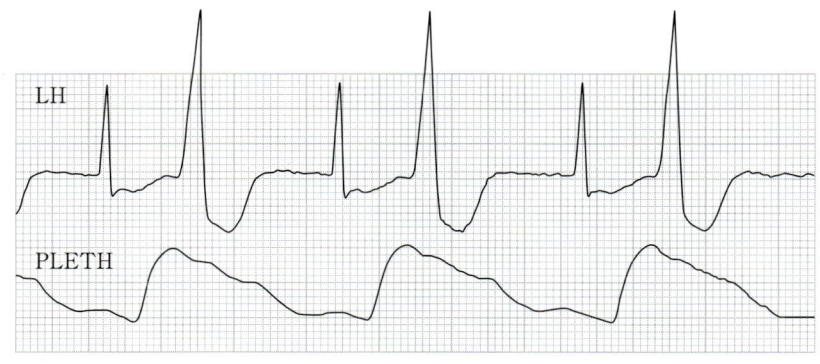

図 IV-32

iii) 心室性不整脈（二連発）

症例 11：78 歳，男性（図IV-33）

既往歴：僧坊弁・大動脈弁置換術後．脳梗塞．糖尿病．肝機能障害．慢性心不全．臨床症状に著変なし．

モニタ所見：血圧 150/66 mmHg，心拍数 85 回/分，Spo$_2$ 99%．VPC 二連発である．Spo$_2$ の波形が小さくなっている．臨床症状がないため抜歯を行った．心室性不整脈に対して，塩酸リドカイン投与を行ったが効果はなかった．

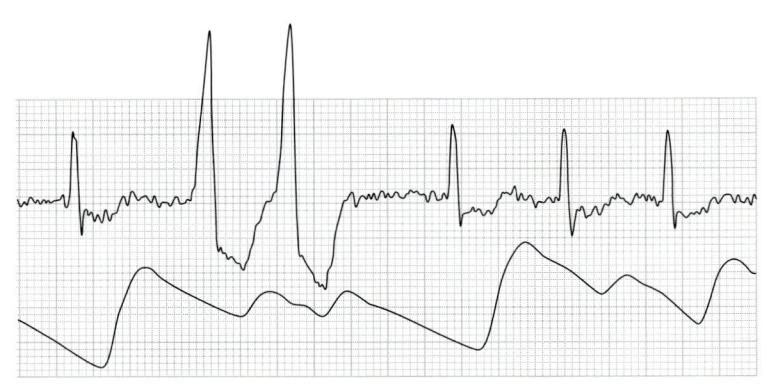

図 IV-33

iv) 心室性不整脈（多源性）

症例 12：63 歳，男性（図IV-34，35）

既往歴：心筋梗塞，慢性心不全，体内式自動除細動器埋入術後（心室頻拍に対して）

モニタ所見：多源性心室性期外収縮である．脈波形も 1 拍ごとに形が異なっている．心房細動があるため，リズム不整がある．

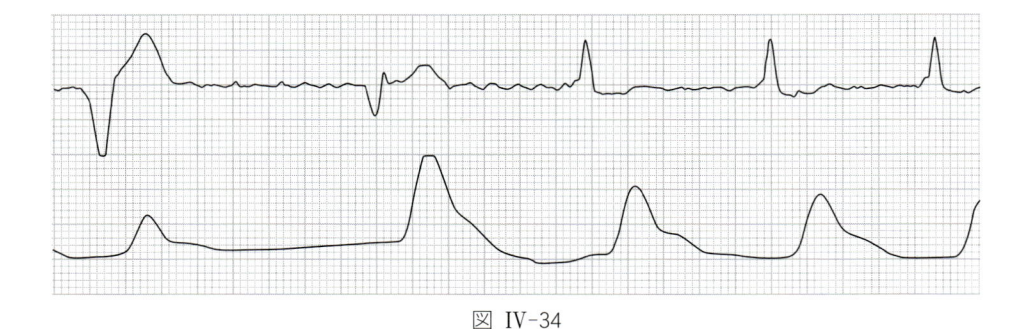

図 IV-34

Ⅳ　モニタリングの選択

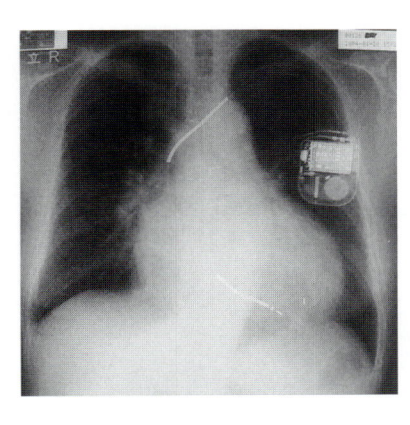

c．心房細動

動悸，心拍不整があり，心電図で基線の細かい動揺（f波）がみられ，PR間隔が全く不整で，P波がみられないとき心房細動（Af：atrial fibrillation）と診断する．

図Ⅳ-35　体内式自動除細動器埋入術後 突発性の心室頻拍に対して自動的に除細動器が発動される

症例13：63歳，男性（図Ⅳ-36）
　既往歴：心筋梗塞，慢性心不全
　モニタ所見：P波がなく，それぞれの脈の幅が全く不整だが，QRSは同じ波形である．パルスオキシメータの脈波もすべて形が異なる．

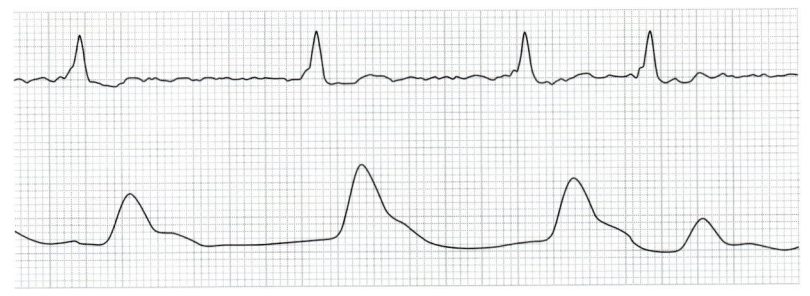

図Ⅳ-36

d．脚ブロック

ⅰ）左脚ブロック

症例14：78歳，男性（図Ⅳ-37）
　既往歴：拡張型心筋症，慢性心不全．高血圧．
　モニタ所見：血圧93/59 mmHg，心拍数80回/分，SpO_2 96％．幅広いQRS，左脚ブロックあり．心室性不整脈の散発を認める．

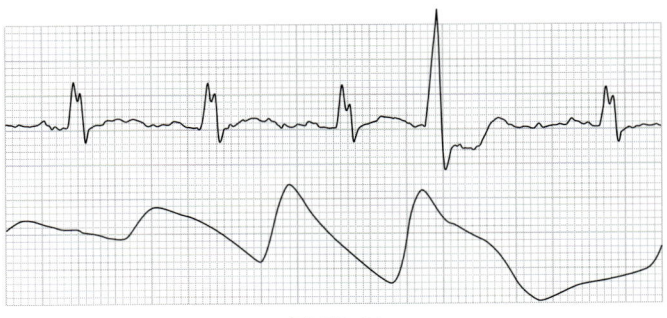

図Ⅳ-37

ii) 左脚ブロック（先天性心疾患）

> **症例 15：14 歳，女性（図IV-38）**
> 既往歴：両大血管右室起始術後．容易にチアノーゼ出現し，心不全にて入退院を繰り返している．
> モニタ所見：血圧 117/72 mmHg，心拍数 115 回/分，Spo$_2$ 91%．幅広い QRS，左脚ブロックあり．頻脈を認める．心不全悪化の危険性が高いため手早く充填治療を行った．

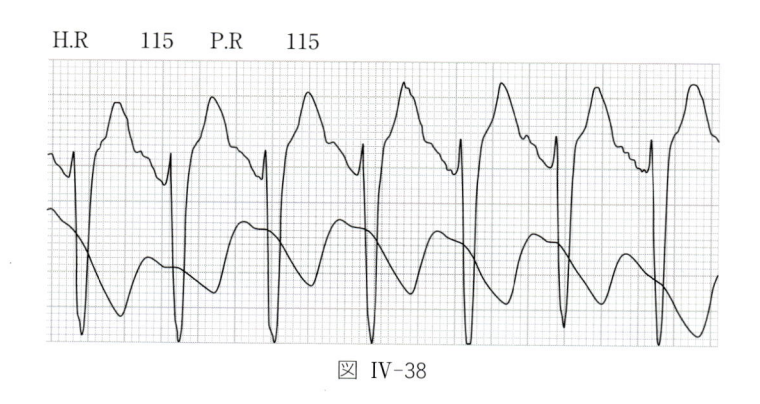

図 IV-38

e．房室ブロック

i) II度房室ブロック（Mobitz II型）

> **症例 16：65 歳，男性（図IV-39）**
> 既往歴：慢性心不全．NYHA III度．高血圧．II度房室ブロック．
> モニタ所見：PQ 間隔は 6 mm であり，2 拍目の心拍が P 波のみで突然消失している．Mobitz II型の房室ブロックである．1：2 の割合で心拍が消失することもある．

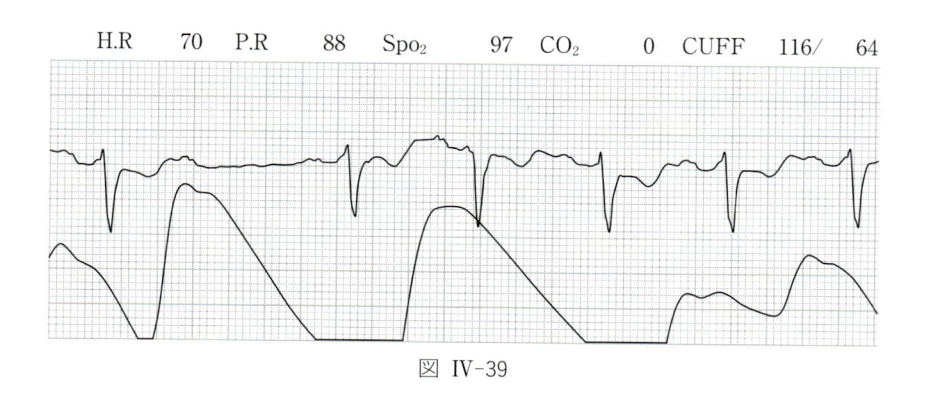

図 IV-39

IV モニタリングの選択

f．ペースメーカー植込み術後（図IV-40）

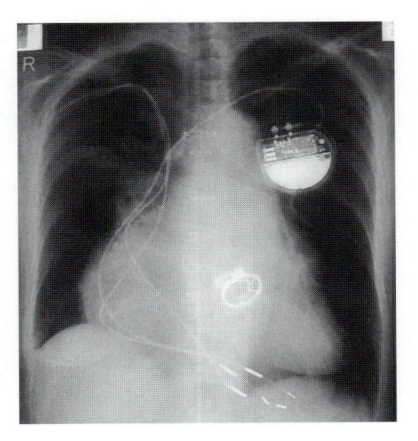

図 IV-40　ペースメーカ植込み術後の胸部X線
所見：本症例は，僧帽弁および大動脈弁の置換術もなされている

i）ペースメーカリズムにおける心電図の特徴①

> **症例17：66歳，男性（図IV-41）**
> **既往歴**：僧坊弁・大動脈・三尖弁置換術後．ペースメーカ植込み術後．
> **モニタ所見**：血圧 95/47 mmHg，心拍数 80 回/分．幅広い QRS，一見右脚ブロックを思わせるが，QRS に先行する小さなスパイクがペースメーカリズムであることを示している．心拍数は 80 回/分に設定されている．

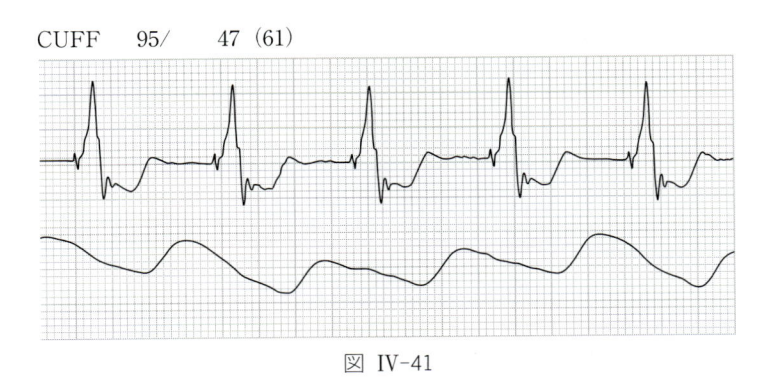

図 IV-41

ii) ペースメーカリズムにおける心電図の特徴②

症例18：65歳，女性（図IV-42）

既往歴：僧坊弁・大動脈弁置換術後．三尖弁閉鎖不全．心房細動，著しい徐脈にて，ペースメーカが埋め込まれた．

モニタ所見：血圧138/65 mmHg，心拍数59回/分．幅広いQRS，3拍目まではペースメーカリズム，その後は自己調律である．一見，心室性不整脈を思わせるが，前症例同様QRSに先行する小さなスパイクからペースメーカリズムであることがわかる．また，SpO_2脈波形より，血流が良好であることがわかる．心拍数は60回/分に設定されている．ペースメーカは，脈拍数が60回/分以下になると作動する．

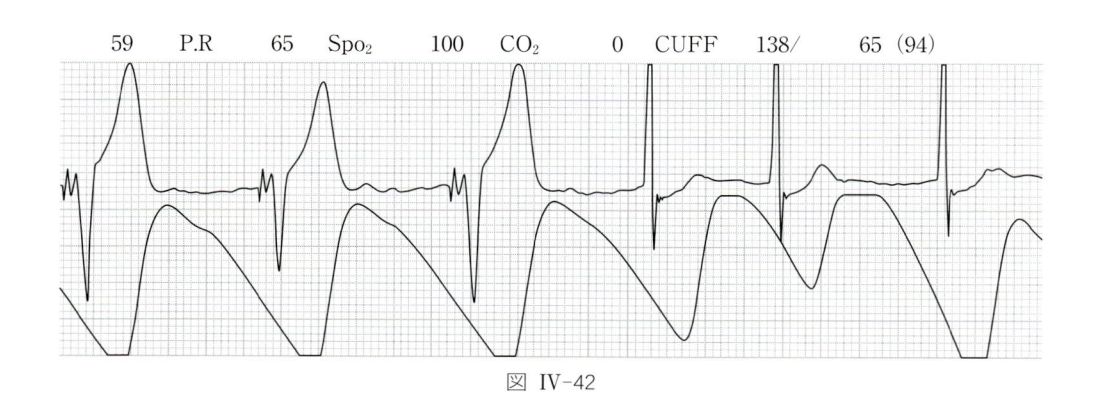

59　P.R　65　SpO_2　100　CO_2　0　CUFF　138/　65（94）

図IV-42

酸素性無呼吸（oxygen apnea）

低酸素症（anoxia）を有する患者においては，呼吸の維持は，中枢よりもむしろ末梢の化学受容器（chemoreceptor）である頸動脈小体（carotid body）と大動脈体（aortic body）を介している．これらの患者は，PO_2が低下すると反射的に化学受容器が呼吸中枢を刺激し，呼吸調節が行われる．それゆえ，高濃度の酸素吸入を行うと，この反射が消失し無呼吸に陥る．この状態を酸素性無呼吸という．

3）呼吸器疾患

パルスオキシメータの装着が必要である（脈波形が画面にでるものが望ましい）．血圧，脈拍の計測も同時に行うことが望ましい．

①慢性閉塞性肺疾患（COPD：chronic obstructive pulmonary disease）

症例19：70歳，男性（図IV-43〜45）

既往歴：慢性閉塞性肺疾患（COPD）

処置および経過：慢性呼吸不全があるため，鼻カヌラにて酸素投与を受けながら生活をしている．パルスオキシメータを装着するとSpo_2が90％であった．患者本人に確認すると，普段からこの程度とのことであった．安静臥位にすると87％となった．本人の自覚症状は変化ない．深呼吸を促すと93％に改善したため，義歯印象を行った．

症例解説：在宅酸素療法を行っている患者では，Spo_2 90％以上を目安に酸素投与が行われている．呼吸が弱くなると容易にSpo_2は低下する．対応としては深呼吸，次に酸素投与であるが，**酸素性無呼吸**（コラム p.102）を防ぐため，急激に酸素投与量をあげるべきではない．

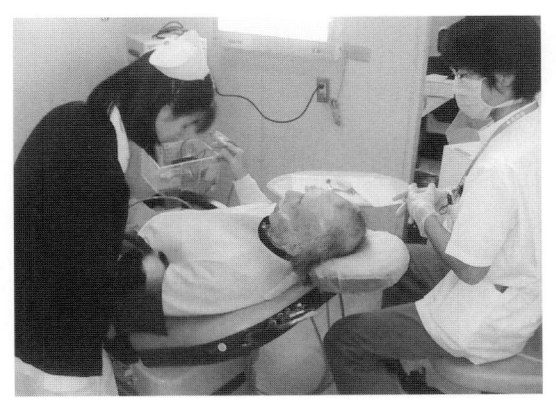

図 IV-43　COPDを有する患者：鼻カヌラより酸素投与
モニター下に治療を行う

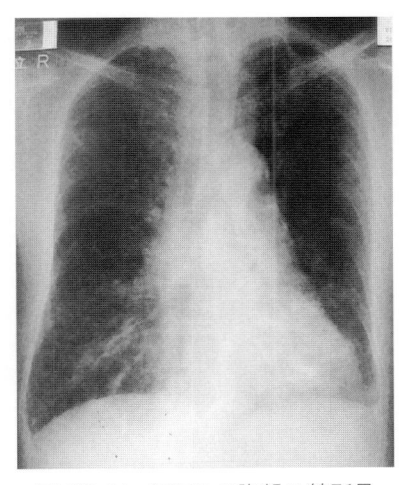

図 IV-44　COPDの胸部X線所見
肺野の透過亢進，肺血管影の減少，肺の過膨張所見（横隔膜低位・平定化），肺の高さ増大，心胸郭比の減少を認める

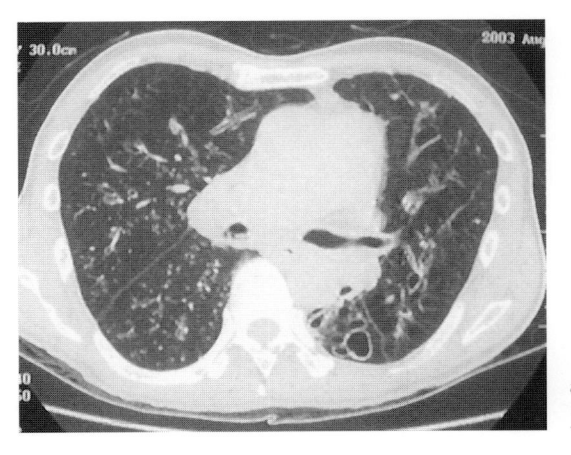

図 IV-45　COPDのCT所見
肺気腫病変に対応する低濃度吸収領域（low attenuation area：LAA）の存在や肺血管の伸展・狭小化などを認める

MONITORING

V モニタリングの記録

1 麻酔記録（図V-1）

1．麻酔記録の意義

歯科治療において「麻酔記録」という言葉は耳慣れないが，手術室では，全身麻酔でも局所麻酔でも全身管理を行うのは麻酔科医であるため，術中管理記録を「麻酔記録（Anesthesia Record）」と呼ぶことが多い．歯科治療中において，麻酔記録をつける意義は下記の通りである．

1）リスク評価

患者の既往歴，薬物歴，心電図所見，胸部X線所見，末梢血液検査所見など，患者の全身状態を推しはかるための客観的データが一目でわかる．

2）術中管理記録

歯科治療中は，自動血圧計を用いて血圧，心拍数，動脈血酸素飽和度を計測するのが一般的である．心疾患を併発しているときは心電図も装着する．リアルタイムに変化するそれぞれの値を評価しながら，全身への負担の可及的軽減をはかる．

3）客観的資料としての意義

全身状態の変化が数字として表されているので，患者の状態が後になっても確認できる．また，訴訟などの際も，公文書として客観的な資料となる．

2．麻酔記録のつけ方

術中管理記録：歯科治療中は，自動血圧計を用いて，血圧，心拍数，動脈血酸素飽和度をはかるのが一般的である．

記載方法に統一された基準はないが，

①×麻酔開始・終了時点：術中管理医が患者の全身管理を開始・終了した時点を×で示す．処置室に入室してモニタを装着・取り外した時点に書き込む

②●手術開始・終了時点：術者が侵襲的な処置を開始した時点，術者が処置終了を告げた時点で書き込む

③↓血圧：収縮期・拡張期血圧を示す．矢印の先がその値を示すように書き込む．5分ごとに計るのが一般的である

④●心拍数・脈拍：血圧同様5分ごとに計測する

⑤○動脈血酸素飽和度：変動幅が90〜100％と小さいので，スケールは血圧や心拍数のものとは別につける，あるいは数字を直

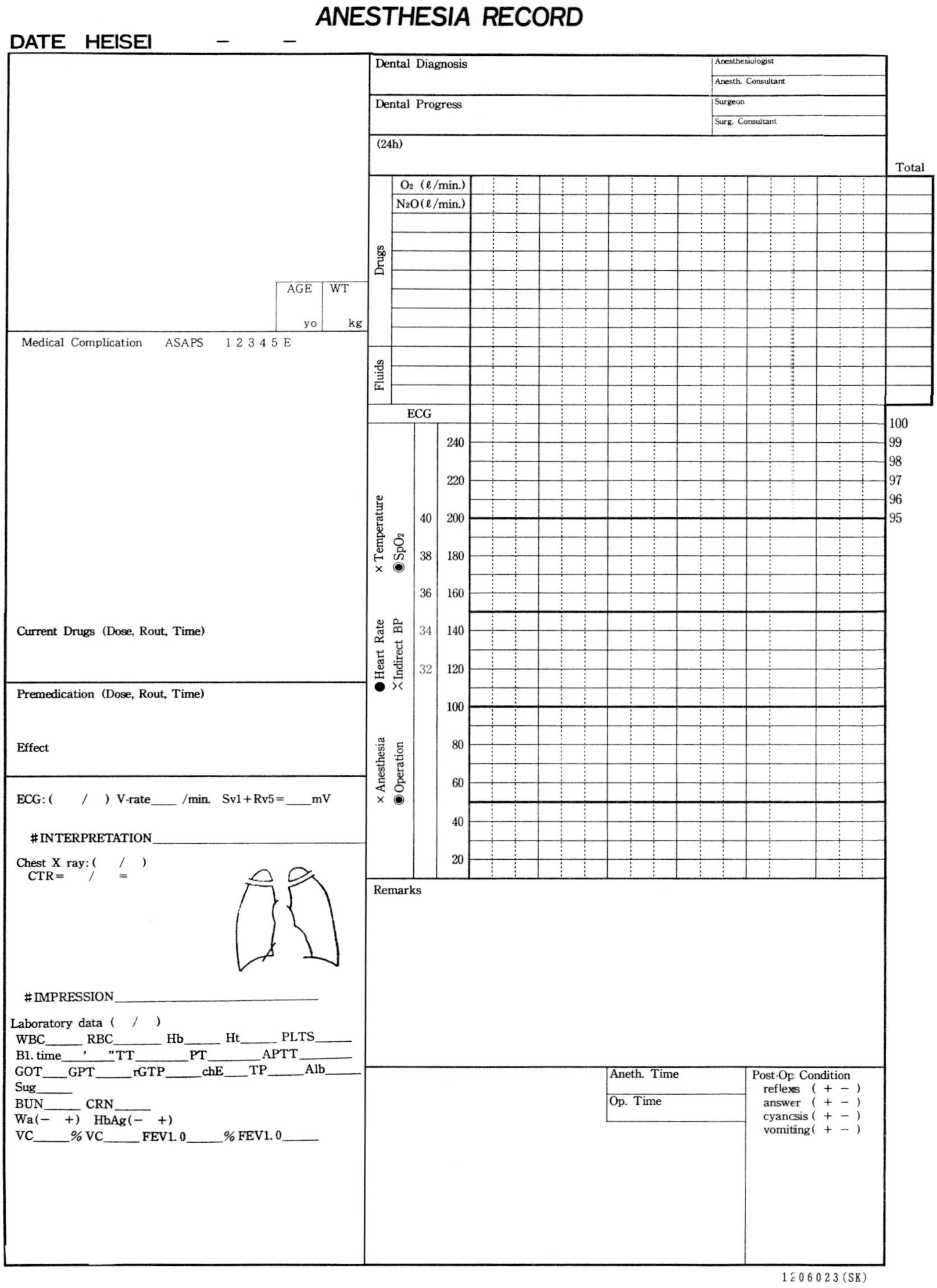

V モニタリングの記録

ANESTHESIA RECORD

図 V-1 麻酔記録

接書き込むのが一般的である

⑥×体温：全身麻酔などの意識がない状態，長時間手術などでは計測することが望ましい．15分ごとに書き込む

3．麻酔記録の利用法

1） 術前，術中，術後の患者の全身状態が過不足なく記載され，それが後になっても客観的に評価できるものであることが望ましい．

2） 血圧，脈拍，動脈血酸素飽和度は，パラメータとしては単純だが，患者個人の特性がでる．リアルタイムに変動する呼吸・循環変動をその都度評価，対応することも重要であるが，2回目，3回目と処置を重ねるごとに前回との記録を比較することで，その患者にとって最も適切な全身管理をすることができる．

3） 臨床症状は患者，術者，管理医それぞれの主観が入るため，客観性に欠ける．患者，家族への説明，資料としても有用である．

2 実際の記録

実例に基づいて各種臨床症状,病態に対する対応を示す.

1. 高血圧症に対する対応

1) 血圧不安定症例と安定症例(同じ高血圧既往でも治療中の循環変動は全く異なる)

> **歯科治療時のポイント**
> ★歯科治療中の循環変動は人によって異なる(モニタをつけなければその違いはわからない).
> ★循環変動は流れを重視:血圧や心拍数はその絶対値だけでなく,安静時との比較を重視する.

症例1:81歳,女性(血圧不安定症例)(図V-2)

既往歴:高血圧症.降圧薬により血圧は160/80 mmHgにコントロールされている.2年前に歯牙破折片除去時に血圧233/97 mmHgを示したことがある.

処置内容:抜歯

処置および経過:入室時血圧は高値を示した.20分間臥床安静状態にしたところ,血圧145/75 mmHg,心拍数65回/分と低下した.しかし,局所麻酔直後に血圧210/60 mmHg,心拍数75回/分と上昇.局麻追加投与時も血圧205/75 mmHg,心拍数70回/分.逆に,抜歯時は血圧185/65 mmHg,心拍数70回/分程度であり,数分ごとに血圧値が大きく変動した.

症例解説:高血圧症の既往のある患者は,安静にすると血圧値が降下,安定してくることが多い.しかし,わずかな侵襲でも容易に血圧値の上昇を招くことがある.特に,動脈硬化進展例では,血圧変動が顕著である.

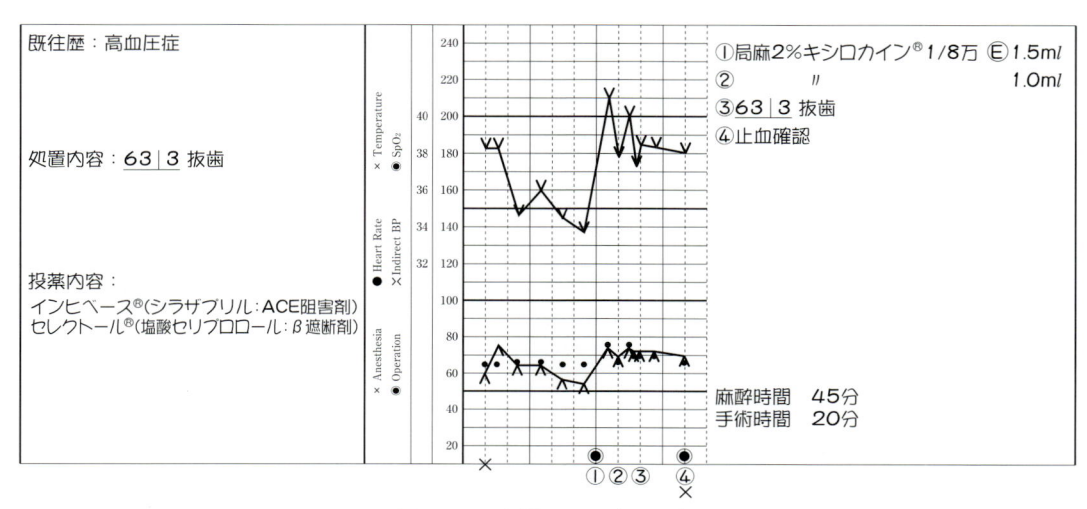

図 V-2 症例1:81歳,女性

症例2：66歳，女性（血圧安定症例）（図V-3）

既往歴：糖尿病，高血圧症，脳梗塞．普段の血圧は150/80 mmHg前後にコントロールされている．空腹時血糖158 mg/dl，HbA$_1$C 8.4，右半身麻痺あり．

処置内容：抜歯

処置および経過：入室時血圧178/95 mmHg，脈拍105回/分．20分間仰臥位にて安静にし，血圧178/92 mmHgと変化しなかったが，脈拍は88回/分と軽度低下した．処置中は，局所麻酔時，抜歯時もほとんど変動なかった．

症例解説：高血圧症の既往があり，入室時血圧が高かったにもかかわらず安静時にも変化が少なく，局所麻酔や抜歯などの処置中にも循環変動が軽微であった症例である．

上記2症例を比較すると，高血圧の既往，投薬治療を受けていても，処置中の循環変動は個人差があることがわかる．変動を修飾する因子として① 精神的因子，② 疼痛，③ 外因性エピネフリン（後述）があるが，いずれにしても，処置中変動の差異はモニタを装着しなければわからない．

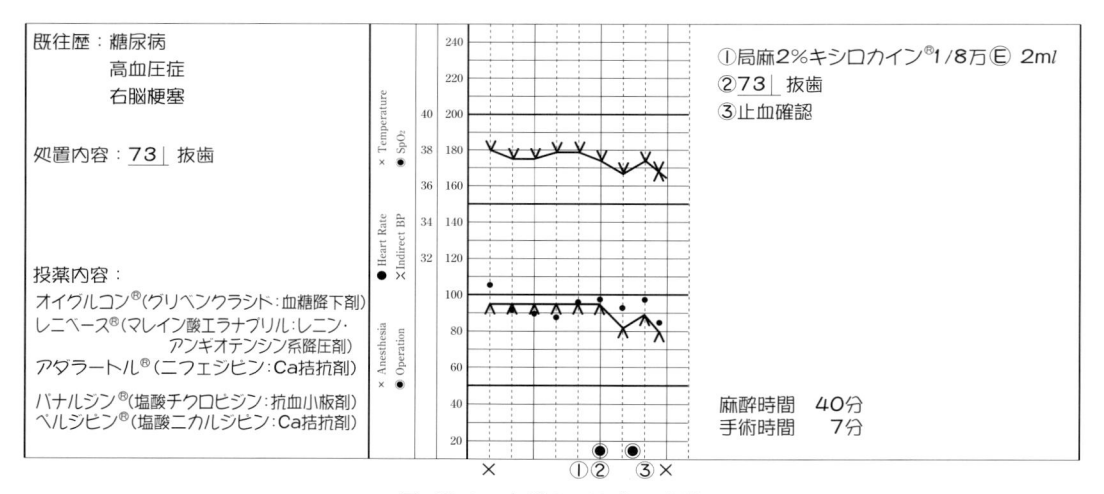

図 V-3 症例2：66歳，女性

2）高血圧の既往がなく，治療中に異常高血圧を呈した症例

> **歯科治療時のポイント**
> ★問診はあてにならない．
> ★当日の臨床症状，モニタの値から患者の全身状態を再評価する．
> ★侵襲的処置を行う場合には，あらゆる患者に対してモニタ装着をする．

症例3：69歳，女性（図V-4）

既往歴：歯科治療恐怖症．23歳時，抜歯経験あり．局所麻酔時に悪心．50歳時，抜歯時に動悸を覚えた既往がある．

処置および経過：入室時血圧115/65 mmHg，脈拍62回/分と正常値であったが，局所麻酔後血圧185/100 mmHg，脈拍78回/分．患者は不安，動悸を訴えた．処置の終了と同時に血圧155/95 mmHg，脈拍60回/分に低下，自覚症状も消失した．

症例解説：高血圧の既往がなくても，治療中に高血圧になることは少なくない．つまり，問診だけでは治療中の循環動態がどのように推移するのかわからない．入室時には正常であっても，処置が始まると急激に上昇する場合がある．本症例では，以前に歯科処置で「ドキドキした」という既往があるため，歯科治療→緊張→高血圧という構図ができあがってしまっている．

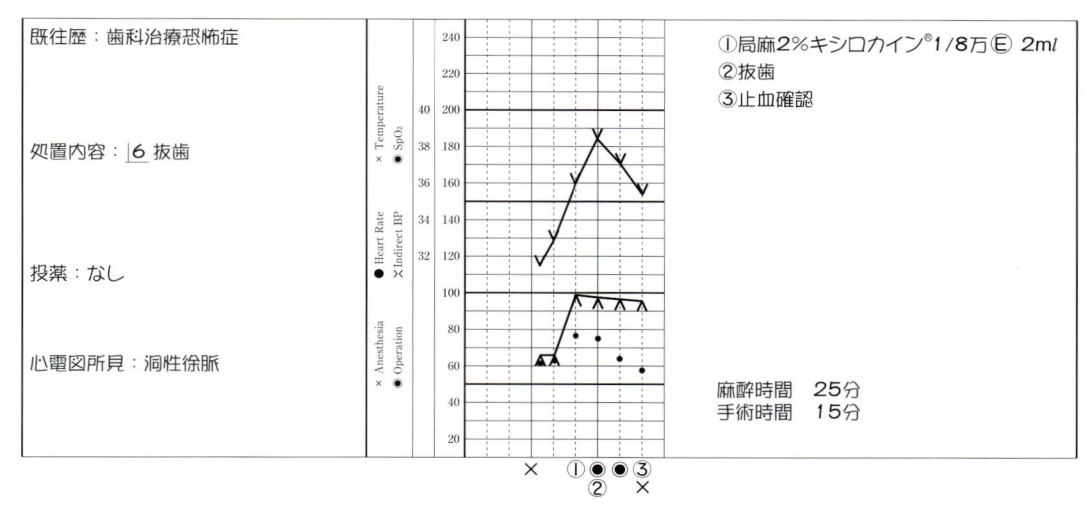

図 V-4 症例3：69歳，女性

3）同一患者でも，日によって循環変動は異なる

> **歯科治療時のポイント**
> ★同一人物でも体調，信頼関係など日によって循環変動は異なる．
> ★当日の循環変動（モニタ値）に応じて対応を考慮する．
> ★麻酔記録は，次回への有用な資料となる．

症例4：54歳，女性
既往歴：高血圧症，左室肥大．歯科治療恐怖症．

投薬内容：テノーミン® 1錠/日
第1回：ニトログリセリン（NTG）スプレーによる降圧（図V-5）
処置内容：抜歯
処置および経過：入室時血圧194/92 mmHg，脈拍96回/分，緊張しているが自覚症状なし．NTG 3回（0.9 mg），10分後に血圧130/85 mmHg，脈拍86回/分と低下した．局所麻酔後，血圧は165/92 mmHg，脈拍96回/分．処置中の血圧の変動著しく，処置終了時に悪心を訴えた．

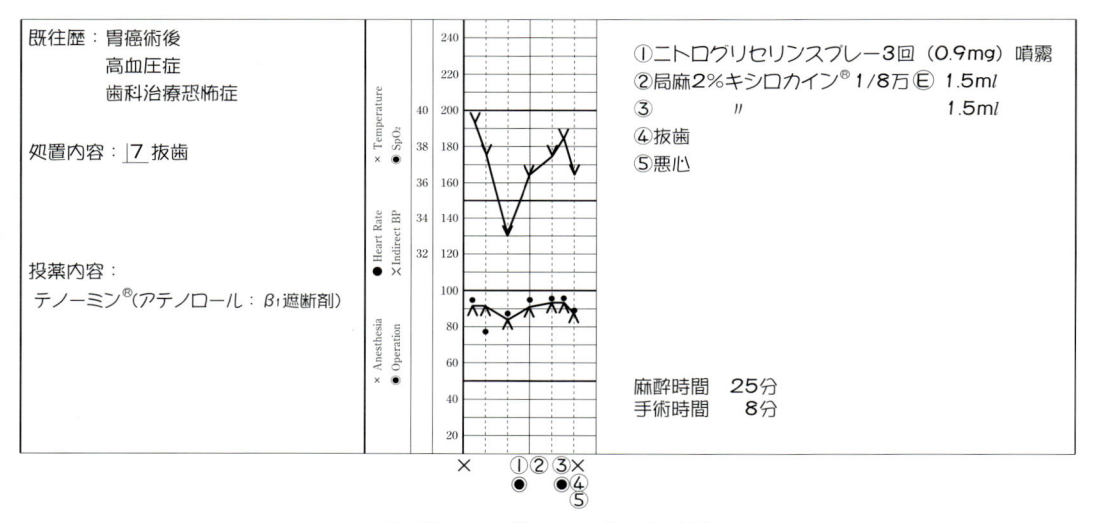

図 V-5 症例4：54歳，女性①

第2回：NTG使用せずに血圧は高め安定で抜歯（図V-6）

処置内容：抜歯

入室時血圧175/105 mmHg，脈拍75回/分．前回より精神的に安定しており，処置中は収縮期血圧が190 mmHg台になることもあったが，入室時と比較して20 mmHg以内の変動であり，脈拍も100回/分を越えることはなく，悪心も訴えなかった．

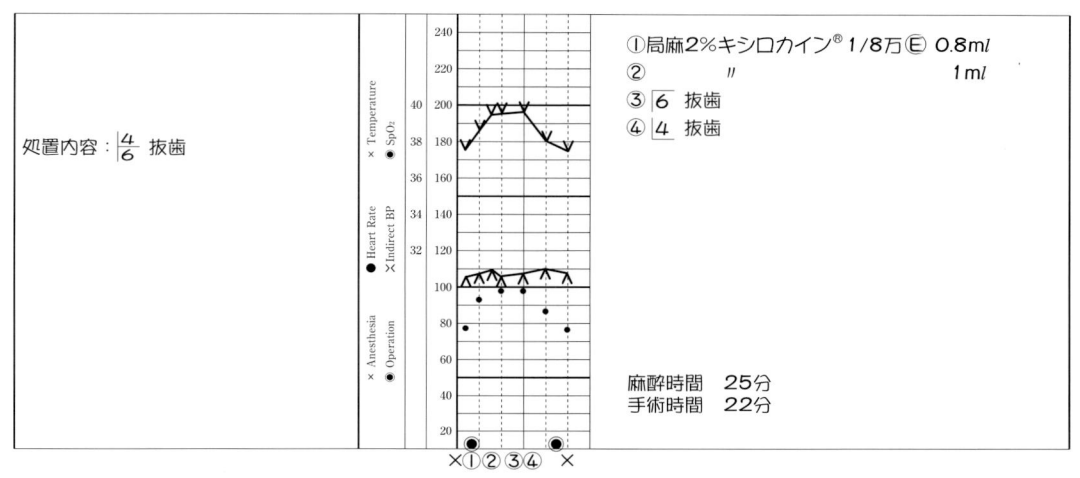

図 V-6 症例4：54歳，女性②

第3回：血圧は低め安定で抜歯（図V-7）

処置内容：抜歯

主治医との信頼関係が確立され，入室時血圧138/88 mmHg，脈拍75回/分．処置中も血圧は上限が170 mmHg台であり，脈拍も90回/分を越えることなく終了した．

症例解説：同一患者であっても，その日の体調や精神状態によって循環状態は全く異なる．患者の精神状態がそのままモニタの値に反映された例であり，当日のモニタ値から，患者の全身状態を再評価することの重要性を示している．

麻酔記録をカルテとともに保存しておくことで，次の診療時の参考にすることが可能であり，有用である．

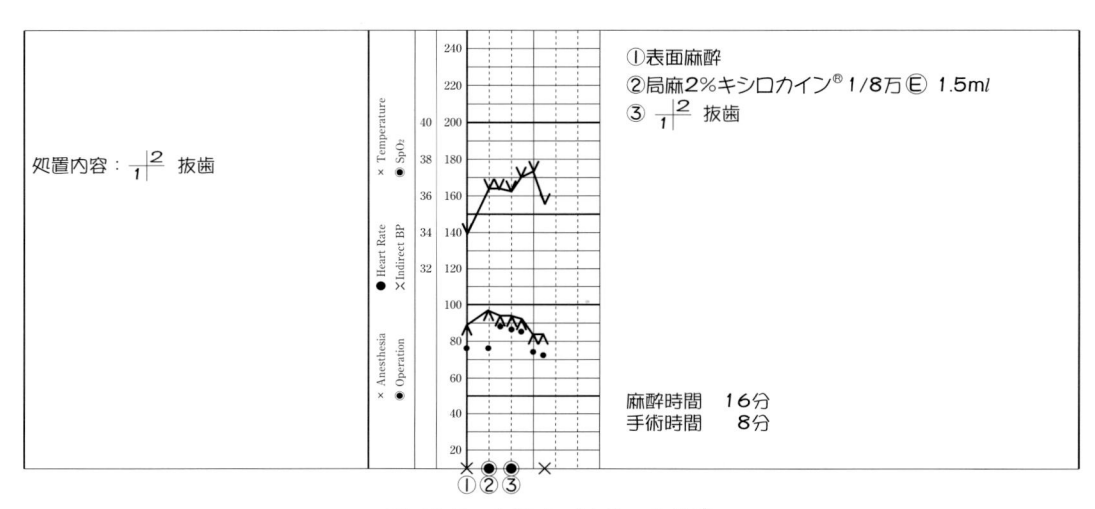

図 V-7 症例4：54歳，女性③

4）降圧剤による対応（ニフェジピン①）

> **歯科治療時のポイント**
> ★収縮期血圧が 200 以上の際には，ニフェジピンの舌下投与が有効である．

症例 5：67 歳，女性（図 V-8）

既往症：高血圧症，不安定狭心症にて冠動脈バイパス手術後 3 年 2 カ月，その間狭心症発作なし．NYHA Ⅰ度．

処置内容：抜髄

処置および経過：入室時血圧 198/105 mmHg，脈拍 95 回/分．アダラート®（ニフェジピン）を 5 mg 舌下投与．5 分後に，血圧 165/103 mmHg，脈拍 95 回/分．表面麻酔後，局所麻酔時に血圧 185/105 mmHg と上昇するも，処置中は血圧 140〜165/70〜85 mmHg，脈拍 85〜98 回/分と安定していた．

症例解説：入室時に収縮期血圧が 200 mmHg 以上の高値を示すとき，安静にしていると血圧値が下降するが，処置を開始すると再び血圧値が上昇し，処置続行が困難な場合がある．

収縮期血圧が 200 mmHg 以上の際には，ニフェジピンの舌下投与が有効である．とくに，心疾患などの既往がある場合は，過度の循環負荷は避けたい．ニフェジピンは，舌下投与により，約 5 分間ですみやかに降圧効果を得られる．本症例では，治療中の血圧値は 160 mmHg 以上にはならず，良好な循環経過をたどっている．

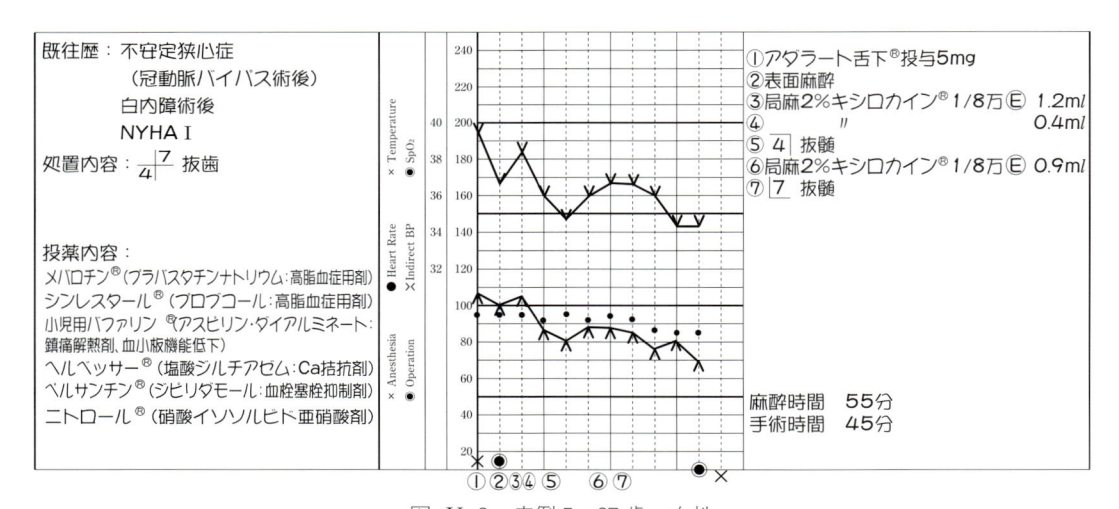

図 V-8 症例 5：67 歳，女性

5) 降圧剤による対応（ニフェジピン②）

> **歯科治療時のポイント**
> ★ニフェジピン舌下投与の副作用：過度の降圧，頻脈，精神神経症状に要注意

症例6：78歳，男性（図V-9）
既往症：高血圧症，脳梗塞．
処置内容：抜髄
処置および経過：入室時血圧，189/105 mmHg，脈拍75回/分．心室性不整脈が数分に一度みられた．ニフェジピンを10 mg舌下投与．2分後に，血圧150/95 mmHgと下降し，脈拍数は103回/分と上昇した．局所麻酔を行ったが，血圧118/65 mmHg，脈拍90回/分とさらに下降した．処置を開始するも血圧値は上昇せず，患者は悪心を訴えた．処置終了時にようやく血圧138/75 mmHg，脈拍95回/分と回復した．処置中の脈拍は終始90回/分台であったが，心室性不整脈はみられなかった．

症例解説：降圧剤のニフェジピンが効きすぎ，血圧低下，一過性の脳虚血が悪心をもたらしたものと思われる．高血圧症患者は健常者よりも血圧を高く維持することで循環血流を保っている．特に脳循環においては過度に血圧が低下すると健常者ならば生じない値で脳血流が不足してしまう（図V-10）．

一方，ニフェジピンによる降圧で心仕事量が低下し，心室性不整脈が消失した．ニフェジピンは急速に降圧したとき，心拍数増加，一過性脳虚血発作，一過性循環不全，胸痛，頭痛を生ずることがあり注意を要する．本症例の場合，コラム（p.114）に示すような投与法が適当であったと思われる．

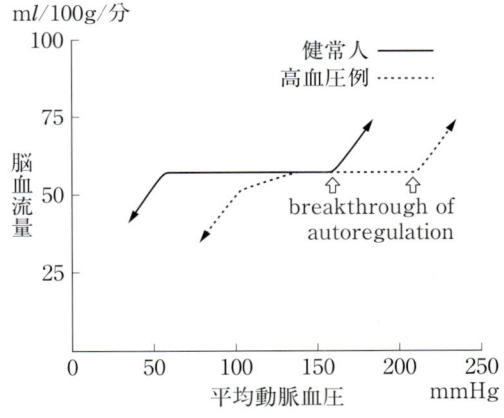

図 V-10 高血圧症患者の脳血流におけるオートレギュレーション機構

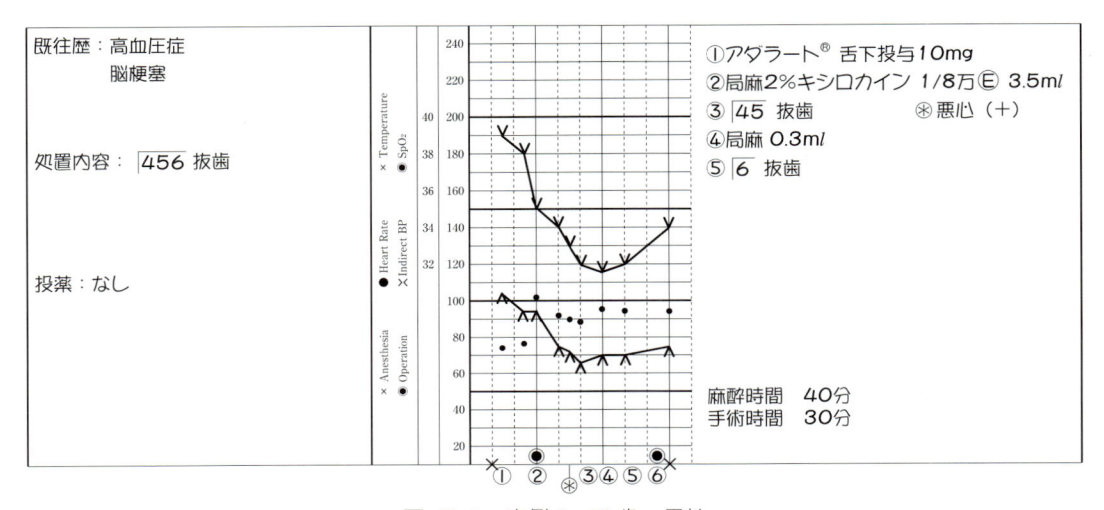

図 V-9 症例6：78歳，男性

ニフェジピンの新しい投与法

　2002年の日本高血圧学会における問題提起が一つの契機となり，このほど添付文書が改訂．舌下投与が事実上"禁忌"となったニフェジピン（商品名：アダラートなど）について，舌下投与に代わる投与法が10月11日のポスターセッションで提唱された．

　提唱されたニフェジピンの新しい投与法は，10mgカプセルに25ゲージの注射針で穴を開け，コップに4滴滴下して30mlの水に溶かし服用させるというもの．「この方法なら，最初の8滴ほどはほぼ安定した量が滴下されることが確認できた．4滴分はちょうどニフェジピン3mgに相当し，水に溶かすことで苦味もなくなる」と，この方法を考案した山陰労災病院循環器科第3循環器部長の太田原顕氏は話す．

　太田原氏らは，山陰労災病院の救急外来を，血圧の急上昇を主訴に受診した患者15人を対象に，この方法の有用性や安全性を検討した．投与前の平均血圧は206/99mmHg，心拍数は毎分78だったが，投与30分後には平均血圧が152/80mmHgにまで下がった．心拍数も73で，少数例・短時間の検討ながら，舌下投与で時にみられる「過度の降圧」や「反射性頻脈」は認められなかったという．

　一方，埼玉医科大学第4内科の野口雄一氏らは，入院中の高血圧患者14人の協力を得て，ニフェジピン10mgを舌下投与した場合の血圧変動や心拍数を4時間後まで測定．うち5人にはニフェジピン10mgの経口投与も行い，降圧度などがどの程度変わるかを調べた．

　すると，意外なことに，血圧・心拍のいずれも，舌下投与と経口投与との間で推移にほぼ差がないことが判明．舌下投与のほうが最大降圧がもたらされるまでの時間がやや短く，脈拍が最大になるまでの時間は経口投与のほうが長かったが，いずれも有意な差ではなかった．最大降圧幅は，舌下で約50/35mmHg，経口で約45/30mmHgで，最大降圧までの経過時間は舌下で約70分，経口で約100分だった．同じ人に複数回投薬した場合，降圧度などのばらつきは経口投与のほうが少なかった．

　なお，ニフェジピンの添付文書改訂内容は次の通り．「用法・用量」の項から，「なお，速効性を期待する場合には，カプセルをかみ砕いた後，口中に含むか又はのみこませることもできる」との一文を削除．「薬物動態」の項からも，「なお，吸収は迅速で健康成人がかみ砕いて服用した場合，12分後には有効血中濃度に達する（参考：外国人）」との一文が削除された．さらに，「重要な基本的注意」の項に，「なお，速効性を期待した本剤の舌下投与（カプセルをかみ砕いた後，口中に含むか又はのみこませること）は，過度の降圧や反射性頻脈をきたすことがあるので，用いないこと」との一文が追加されている．

http://medwave2.nikkeibp.co.jp/
より

V モニタリングの記録

6) 降圧剤による対応（塩酸ニカルジピン）

```
歯科治療時のポイント
★降圧薬の使用の際は，薬理作用をよく理解
　した上で使用する．
★血圧値だけでなく，脈拍の変化や臨床症状
　にも注意する
```

症例 7 : 59 歳，女性（図 V-11, 12）
既往症：高血圧症，糖尿病．
処置内容：抜歯
処置および経過：高血圧緊急症（血圧 276/140 mmHg）にて救急外来受診の既往があった．

歯科治療に対する不安強く，治療室入室時の RPP : 220×90＝19,800 であった．15 分安静臥床状態としたが，血圧値は変化しないので，ニトログリセリンスプレー（2 回：0.6 mg）を行った．血圧は軽度下降したが，心拍数 110 回/分，RPP : 190×110＝20,900 となり入室時よりも上昇した．動悸を訴えたので当日は治療を中止した．

数日後，各種モニタを装着，静脈路確保の

ニトログリセリンによる降圧
既往歴：高血圧症，糖尿病
右上顎第一大臼歯抜歯予定
投　薬：カルスロット®（Ca 拮抗薬）
　　　　ブロプレス®（ACE 阻害薬）
高血圧緊急症（276/140 mmHg）にて
救急外来受診の既往あり
TNG にて，RPP の上昇，処置中止

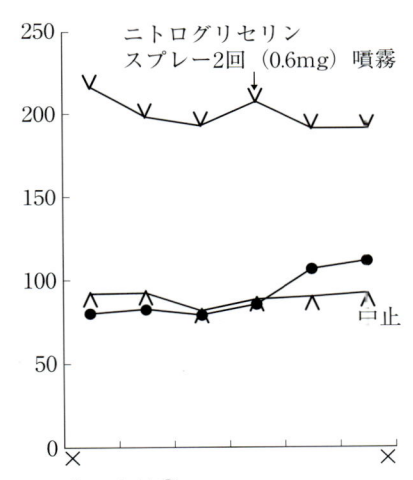

図 V-11　症例 7 : 59 歳，女性①

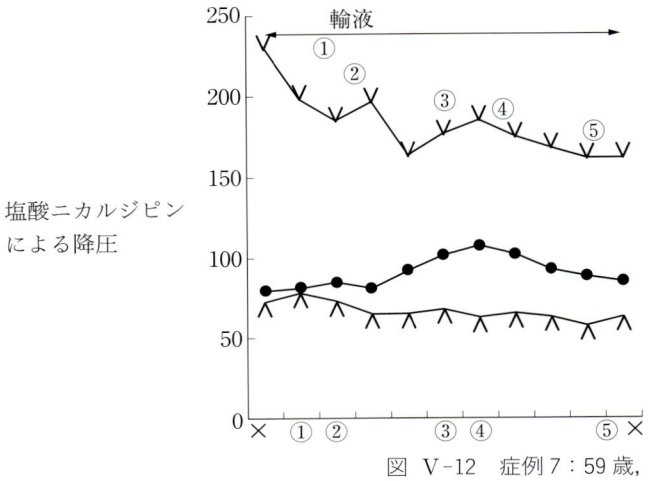

塩酸ニカルジピンによる降圧

①ペルジピン®（塩酸ニカルジピン）2mg 静注
②表面麻酔：8％キシロカイン®
③局麻：2％キシロカイン® 1/8 万 Ⓔ 1.8ml
④抜歯
⑤終了

麻酔時間　50 分
手術時間　55 分

図 V-12　症例 7 : 59 歳，女性②

後，抜歯を計画した．入室時RPP：230×78＝17,940．15分後，塩酸ニカルジピン2mgを静脈内投与，5分後にRPP：163×92＝14,996となったので抜歯を開始した．一時的に心拍数は100回/分を越えたが，血圧は180mmHgを越えることはなく処置を終了した．

　症例解説：血圧の主な規定因子である末梢血管抵抗は，細小動脈の血管平滑筋細胞の緊張状態に依存している．ニトログリセリンは硝酸薬であり，動・静脈拡張により血圧を低下すると同時に，静脈還流量も減少させる．即効性（数分）で，心臓の前・後負荷をともに低下させ，しかも作用時間が短い（15分程度）ために使いやすい．しかし，本症例は，ニトログリセリンで血圧値は下降したが，脈拍が増加してしまい，結果的に心筋酸素消費量の目安であるRPPの上昇をきたしている．

　2度目は，塩酸ニカルジピン（ペルジピン®）を使用した．ニカルジピンはカルシウム拮抗剤であるが，動脈系拡張薬であるとともに，動脈ほどではないが静脈も拡張させる．急速な降圧をはかるときには2〜10μg/kgを静注する．

2. 低血圧に対する対応

1) 脳貧血発作による低血圧

> **歯科治療時のポイント**
> ★神経原性ショック（脳貧血発作）は，歯科治療中の意識障害をきたす全身的合併症の中で最も頻度の高いものである．

症例 8：54 歳，男性（図 V-13）

既往歴：心筋梗塞，高血圧症，脳梗塞．2～3 回/月，胸痛発作あり．発作は，昼夜関係なく発症，数分間続く．

処置内容：抜歯

処置および経過：入室時血圧 115/75 mmHg，脈拍 80 回/分．心電図上で入室時より ST の低下を認めた．局所麻酔（1.5 ml）時に痛みを訴えるとともに気分不良となった．血圧低下 85/38 mmHg，脈拍 56 回/分，心電図変化なく，胸痛も訴えなかった．ただちに酸素吸入（鼻カヌラ 8 l/分）するとともに，血管確保．すぐに血圧は 105/55 mmHg，脈拍 62 回/分と上昇した．気分が落ちついたため処置を続行，その後は血圧 110～120 mmHg，脈拍 65 回/分前後と安定していた．処置後は回復室にてしばらく観察し帰宅させた．

症例解説：局所麻酔時の疼痛から三叉迷走神経反射により誘発された一過性の神経原性ショック（脳貧血発作）と考えられる．神経原性ショックは，歯科診療における意識障害を発現する全身的合併症の中で最も頻度の高いものである．本症例の場合，胸痛発作を頻回に起こす既往があることから，狭心症との鑑別が重要である．処置前からモニタを装着していたため，即座に心電図のチェック，血圧，脈拍を計測することが可能であり，神経原性ショックという診断をくだすことができた．

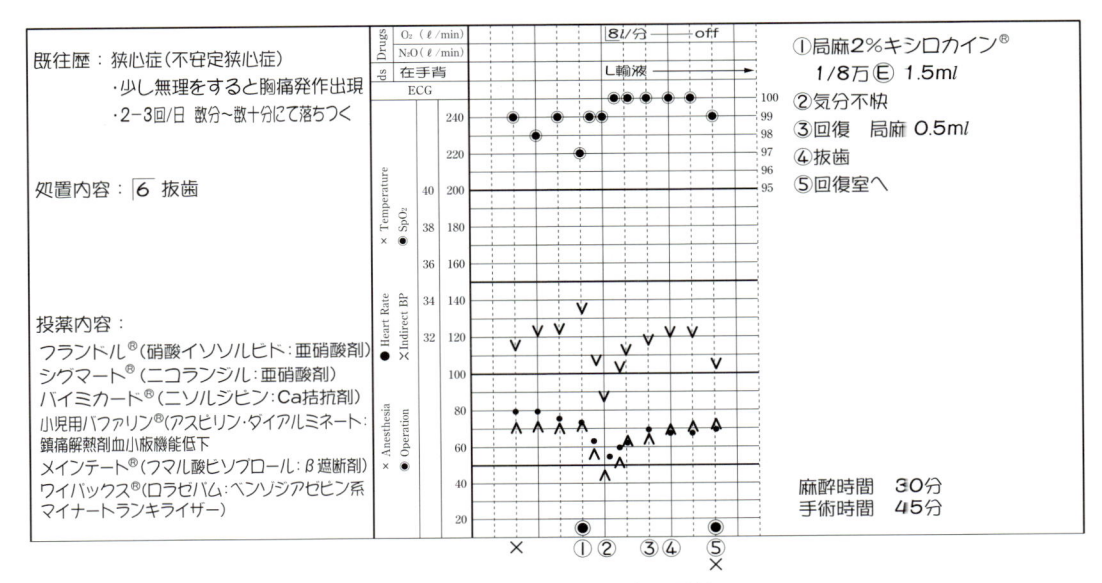

図 V-13 症例 8：54 歳，男性

3. 頻脈に対する対応

1) 発作性上室性頻拍症既往患者における治療中の頻脈

> **歯科治療時のポイント**
> ★高血圧だけでなく，頻脈にも注意する．
> ★頻脈は，特に患者の自覚症状の変化に注意する．

症例9：70歳，女性（図V-14）

既往歴：発作性上室性頻拍症．不安神経症．しばしば，動悸（1～2回/年）を訴えるため向精神薬が処方されている．

処置および経過：入室時血圧155/70 mmHg, 脈拍114回/分．心電図上頻脈以外異常所見なし．局所麻酔にて134回/分と脈拍上昇を認め，前頭部痛を訴えた．骨植強固，難抜歯であり，マイセル，マレットを使用しながら抜歯．一時的に脈拍は130回/分台を示したが発作性上室性頻拍は認めなかった．

症例解説：発作性上室性頻拍の既往のある患者の歯科治療であるが，処置室入室時より114回/分と，この年齢にしては相当な頻脈である．処置中130回/分まで上昇，前頭部痛も訴えたが，患者の様子をみながら処置を続行した．精神鎮静法，頻脈に対しては処置前のβ遮断薬の投与などが有用であったかもしれない．

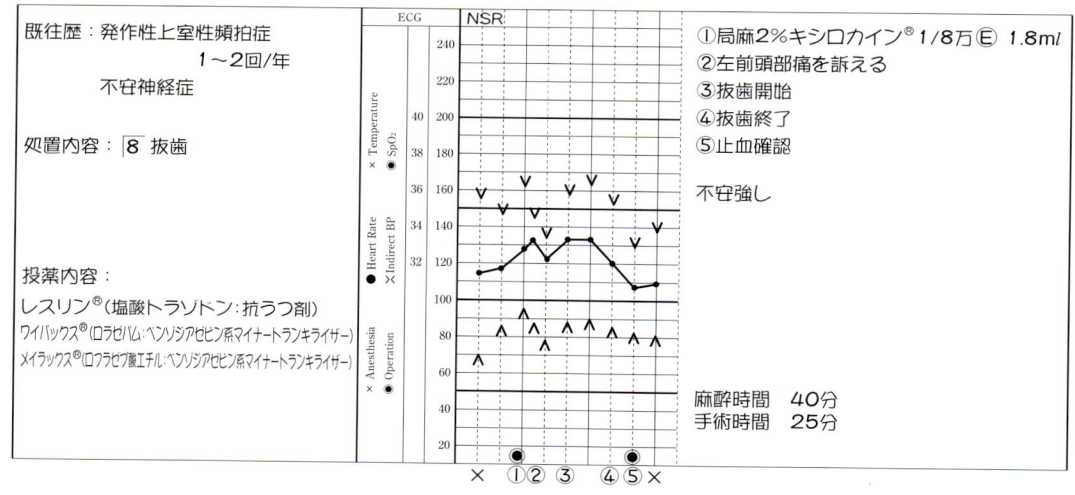

図V-14 症例9：70歳，女性

Ⅴ モニタリングの記録

2) 不整脈を有する患者では，心拍数と脈拍数は異なる

> **歯科治療時のポイント**
> ★心房細動を有する患者は心拍数と脈拍数が異なる．モニタの値に惑わされぬよう注意が必要である．

症例 10：66歳，男性（図Ⅴ-15）
既往歴：脳梗塞，心房細動，心筋梗塞，糖尿病．
処置内容：抜歯
処置および経過：入室時血圧 150/82 mmHg，脈拍 105回/分，心拍数 120回/分．30分安静の後，抜歯を行った．局所麻酔，抜歯操作にて収縮期血圧，拡張期血圧ともに 30 上昇した．さらに心拍数は最高時 145回/分，脈拍 115回/分まで上昇した．動悸などの自覚症状はなく無事処置を終了した．

症例解説：心房細動は，心房が規則的な興奮を起こさず，心房壁が不規則に細かくふるえるような状態であり，その細かな興奮が不規則に心室に伝えられるため，心室のリズムも全く不整となる．すなわち，心房はまとまった収縮をしないが，心室内の興奮の順序は正常なので，ポンプとしての作用は行うことができる．モニタの特性として，心電図の R-R 間隔を基準に心拍数を数えるように設定されており，測定時に R-R 感覚が短くなれば，心拍数は増加したように表示される．一方，脈拍は Spo_2 を計測する末梢動脈の脈圧波形から計測している．それゆえ，心房細動を有する患者では，心電図で測定する場合とパルスオキシメータのプローベで計測する場合では異なってくるので注意が必要である．

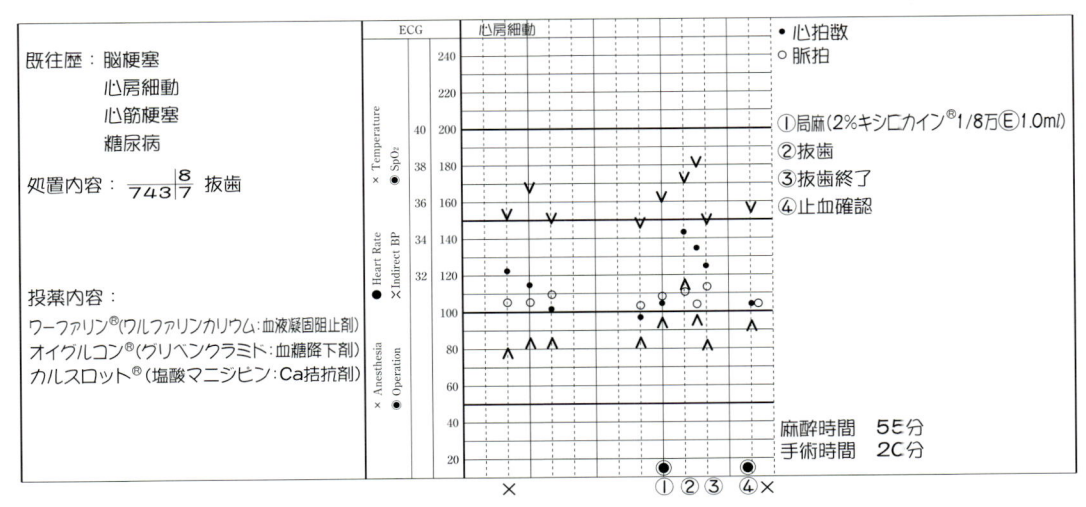

図 Ⅴ-15 症例 10：66歳，男性

4. 徐脈に対する対応

1) 薬剤の副作用による徐脈

> **歯科治療時のポイント**
> ★処置中止を決断する勇気も必要である．

症例11：65歳，男性

既往歴：心筋梗塞．冠動脈バイパス術後．糖尿病．

常用薬剤：

インヒベース®（シラザプリル：ACE阻害薬）

セレクトール®（塩酸セリプロロール：β遮断薬）

処置内容：抜歯予定

処置および経過：白内障手術後で当院に入院中，抜歯を予定した．当日，治療室入室時の心拍数が36回/分だった．入院カルテを確認すると，白内障手術中にも心拍数35回/分と，著しい徐脈を呈していた．それゆえ，処方されていたベラパミル（ワソラン®）の内服を中止，経過観察中であった．歯科処置は緊急性がないため中止した．

症例解説：本症例は心筋梗塞，冠動脈バイパス術後の既往があった．ベラパミルはカルシウム拮抗剤に属し降圧剤として汎用されるが，抗狭心症作用も有している．その理由として，①心収縮力の低下による酸素消費量の低下，②全末梢血管抵抗の低下による前後負荷の軽減，③冠動脈拡張作用ないし冠動脈スパスムの抑制，があげられる．

同じカルシウム拮抗薬でも，ニフェジピンが強い血管拡張作用を有するのに対し，ベラパミルはこれに加え伝導抑制や心筋収縮抑制作用を有する．ジルチアゼム（ヘルベッサー®）は両者の中間的薬剤といえる．本症例では，ベラパミルにより心臓の伝導障害が増強され，著しい徐脈を呈したものと思われた．

5. 歯科的侵襲による循環変動

1) 疼痛による循環変動

> **歯科治療時のポイント**
> ★疼痛は循環変動に大きく関与する．
> ★いったん疼痛を訴えると，その後の循環制御は難しくなりやすい．

① 疼痛による血圧上昇

症例12：77歳，男性（図Ⅴ-16）

既往歴：高血圧，糖尿病，脳梗塞．

処置中および経過：入室時血圧180/85 mmHg，脈拍85回/分．ニトログリセリンスプレー3回（0.9 mg）にて，10分後に血圧125/85 mmHg，脈拍86回/分．局所麻酔後，血圧は135/90 mmHg，脈拍93回/分と軽度上昇したのみであった．抜歯時に疼痛を訴え，血圧170/88 mmHg，脈拍88回/分と上昇．処置中の血圧は下がらないままであった．

症例解説：歯科診療中，最も全身的偶発症が生じやすいのは局所麻酔操作の時である．麻酔効果が不完全なまま処置を開始し，少しでも痛みがあるとその後の局所麻酔は効きにくい．血圧も同様に一度上昇すると下降しにくくなる．特に下顎の局所麻酔は難しい．無痛的歯科治療を行うため，歯科医師は技量を研鑽する必要がある．

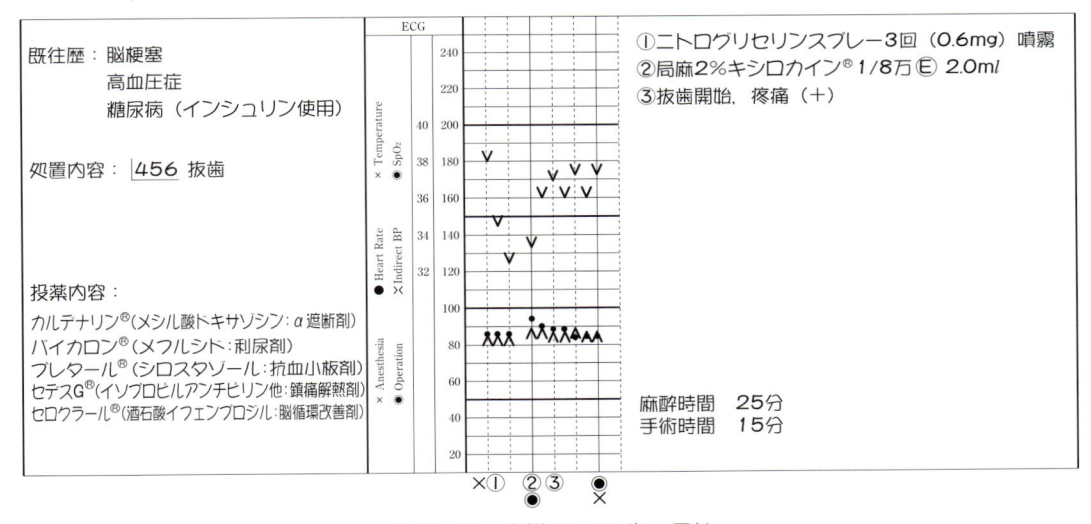

図Ⅴ-16 症例12：77歳，男性

2）エピネフリンによる循環変動

> **歯科治療時のポイント**
> ★エピネフリンは少量でも血管内に入ると循環に影響を与える．
> ★浸潤麻酔後，血中のエピネフリン濃度がピークに達するのは約3～5分後である．

症例13：47歳，女性（図V-17）

既往歴：僧帽弁逸脱症：処置前に，感染性心内膜炎予防のために抗生剤（PIPC 2g）投与．入室時血圧120/75 mmHg，脈拍85回/分．伝達麻酔時にエピネフリンが血管内に入り，局麻直後に血圧上昇155/98 mmHg，頻脈110回/分出現．心電図上は変化を認めず．抜歯時にはむしろ血圧，脈拍は下降，安定していた．

症例解説：エピネフリン含有の局所麻酔薬を浸潤麻酔すると，血中のエピネフリン濃度がピークに達するのは約3～5分後である．しかしながら，エピネフリンが血管内に誤投されると，血中濃度が一気に上昇するため著しい心・血管反応を示すことがある．

一般に，健常者の場合，カートリッジ2本以内であれば，外因性エピネフリンは血圧や脈拍には大きな変動は与えない（下記コラム参照）．したがって，血圧や脈拍が増加した場合の多くは，不安感や恐怖感などの精神的因子や疼痛などにより分泌された内因性カテコールアミンによると考えられる．一方，血管内に局所麻酔薬が注入された場合，一過性に血中のエピネフリン濃度が上昇し，血圧や脈拍の増加を招く場合がある．

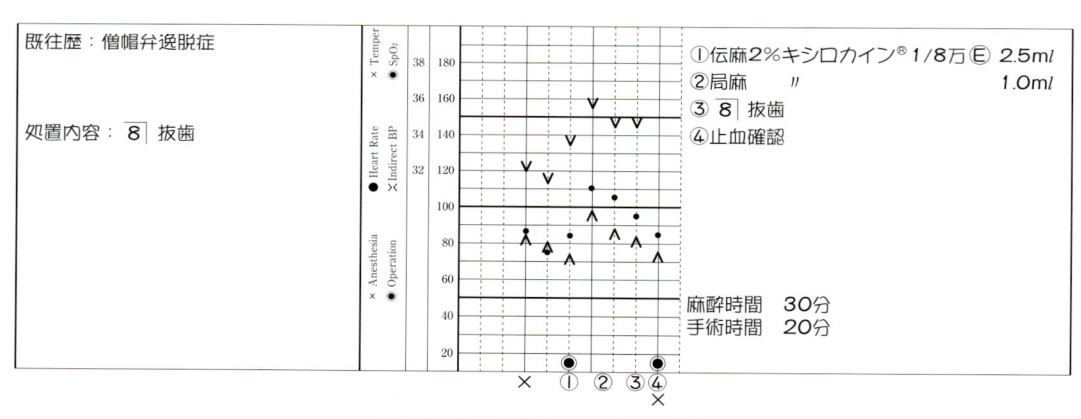

図 V-17　症例13：47歳，女性

> **エピネフリンとフェリプレシン**
>
> 歯科用局所麻酔薬カートリッジ1本（1.8 ml）には，エピネフリンが22.5 μg含まれている．局所麻酔薬を口腔粘膜に浸潤麻酔したとき，5分以内に血漿エピネフリン濃度は最大になる．健常者では，1～2カートリッジで，心拍数，心拍出量は軽度増加するが，全末梢血管抵抗が低下するため血圧に変化は現れない．
>
> 一方，バソプレシンの誘導体であるフェリプレシンは，エピネフリンよりも血管収縮作用が弱いために，循環器疾患を有する患者に対して勧められてきた．しかしながら，大量に使用すると末梢血管収縮作用により血圧上昇を生じさせるだけでなく，通常量の使用程度でも冠動脈を収縮させることが明らかになってきた．
>
> このことから，いずれの薬剤を含有する局所麻酔薬でも，2カートリッジ以下にすることが望ましいといえる．しかしながら，疼痛や精神的因子ははるかに強い交感神経刺激作用を有するため，局所麻酔薬量の制限よりも痛みや不安を取り除くことを優先させるべきである．

3）精神的因子による循環変動

> **歯科治療時のポイント**
> ★不安，恐怖などの精神的ストレスは循環変動に大きく影響する．
> ★精神鎮静法は精神的ストレス軽減に有用なことがある．

①不安が高血圧を招いた症例（静脈内鎮静法による対応）

症例14：65歳，女性（図V-18）

既往歴：歯科治療恐怖症．ホルター心電図で，心房性期外収縮．

処置および経過：入室時血圧200/95 mmHg．脈拍85回/分．血管確保の上，鎮静薬（ミダゾラム2.5 mg）を静注した．10分後に血圧138/82 mmHg，脈拍74回/分．Spo₂ は100％から97％に低下．表面麻酔後，血圧115/70 mmHg，脈拍70回/分．処置中の血圧102～125/64～72 mmHg，脈拍72～75回/分と安定していた．処置中，患者は呼びかけに対して返答していたが，後で確認すると治療中のことは全く覚えていなかった．

症例解説：静脈内鎮静法が有用であった歯科治療恐怖症の例であり，不安がいかに循環に強い影響を与えるかを示す典型例である．鎮静されたときには血圧は低いことから，安静状態においてはこの程度だと思われる．このような症例も，回数を重ねて患者との信頼関係が確立されれば，循環変動することなく診療ができるようになる場合もある．

ミダゾラムには呼吸抑制作用があるため，動脈血酸素飽和度の軽度低下（95％）を認める．しかしながら，この程度の低下であれば危険はない．鎮静法を行う際は，動脈血酸素飽和度のモニタが必要である．

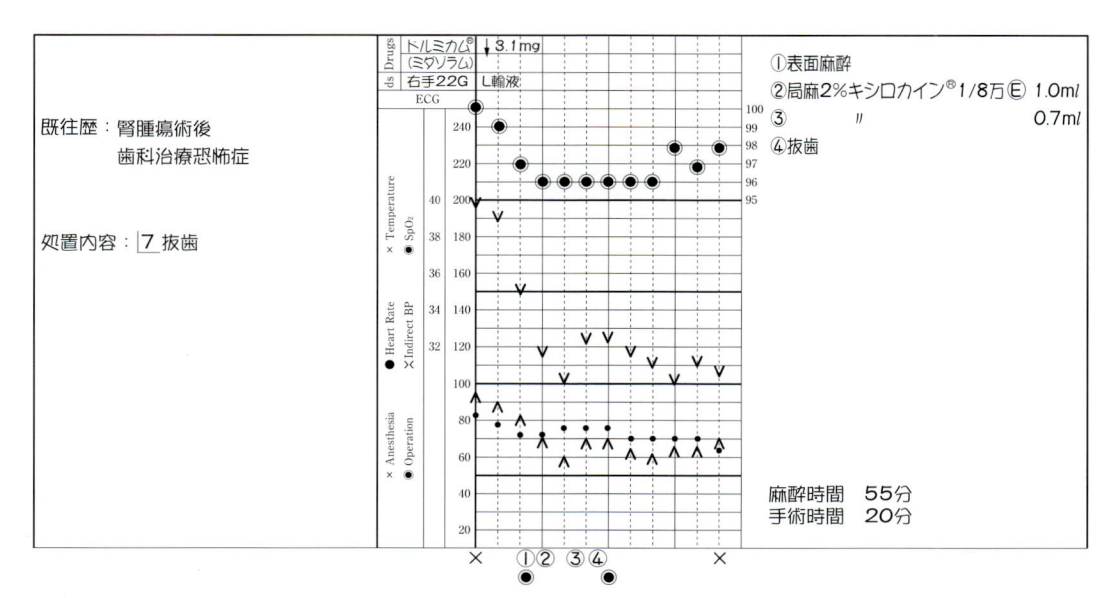

図 V-18 症例14：65歳，女性

②頻脈，臨床症状から過換気症候群がわかった症例（静脈内鎮静法による対応）

> **歯科治療時のポイント**
> ★局所麻酔時の，全身的偶発症である，脳貧血発作，過換気症候群，局所麻酔薬アレルギーの観別診断に留意する．

症例15：58歳，女性（図V-19）

既往歴：歯科治療恐怖症，以前抜歯時に動悸があり，1時間ほどベッド上安静が必要であった．ペニシリン系抗生剤にて気分不良を生じた経験があった．

処置内容：抜歯

処置および経過：入室時血圧130/75mmHg，脈拍75回/分．30分安静臥床状態の後，処置に際して笑気鎮静を試みるも，臭いをいやがったため中止した．表面麻酔直後，気分不良を訴えたかと思うと手足のしびれが出現，血圧の軽度上昇，脈拍も104回/分と上昇した．過換気症候群と判断し，ただちに血管確保を行うとともにミダゾラム2.5mgを静注した．純酸素を充満させたビニール袋にて再呼吸をさせ，3分後に不穏状態は解消した．

その後，意識清明，患者に確認した後，抜歯を行った．処置中の血圧は入室時と比べて低下し，脈拍も80回/分台と安定していた．

症例解説：過換気症候群は，多くは精神的なストレスが誘因となって過換気状態が惹起され，その結果生じた低炭酸ガス血症，呼吸性アルカローシスのため種々の症状をきたす症候群である．患者は過呼吸を自分でコントロールできないことが特徴的である（表V-1）．

表 V-1 過換気症候群の症状と特徴

誘因となる精神的ストレッサーがあること
呼吸困難
過呼吸を行っているにもかかわらず空気が入ってこないという訴え
しびれ感
テタニー様症状
手指振戦
めまい感
意識障害，四肢の硬直
若年から中年の女性に多い

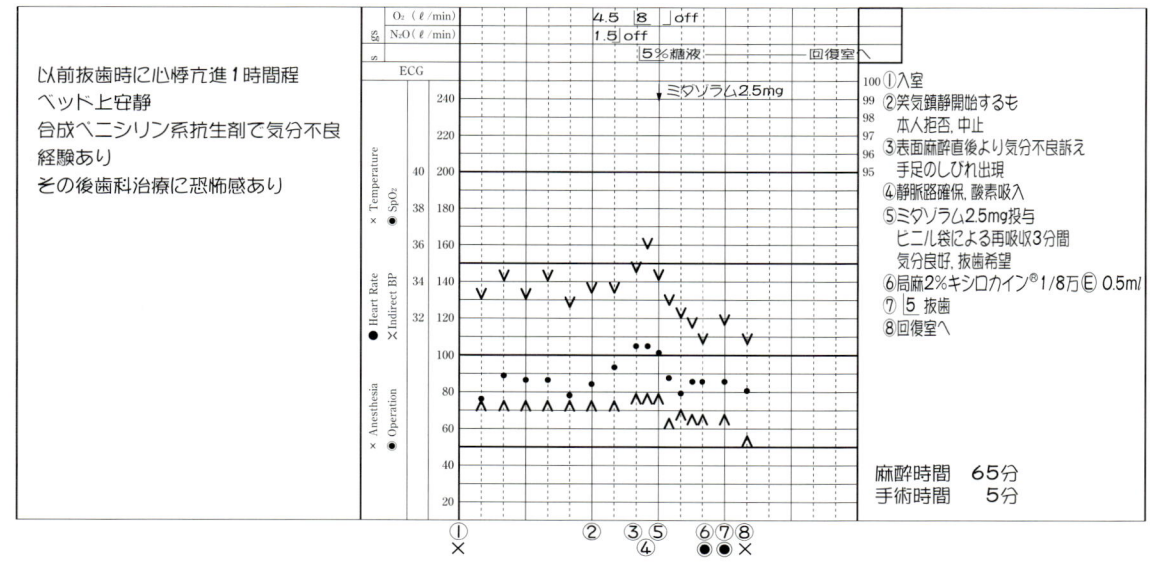

図 V-19 症例15：58歳，女性

本症例は，以前に局所麻酔にて動悸を訴えたことがあったが，過換気症候群との診断はついていなかった．

　本症例では，静脈内鎮静法が著効を示した．治療法として紙袋による反復呼吸（paper-bag rebreathing）が診断と治療をかねるといわれてきたが，ヒステリー傾向の強い患者では無効症例や低酸素血症を伴う症例がある．袋を純酸素で膨らませて再呼吸させるとより効果的である．

6．循環器疾患への対応

1）虚血性心疾患
①労作性狭心症への対応

> **歯科治療時のポイント**
> ★安定狭心症は，胸痛発作が生じてもあわてることはない．
> ★心臓の仕事量をふやさないためRPP（収縮期血圧×心拍数）を12000以下に保つことを目安とする．
> ★STの変化に注意：胸部症状（胸痛）よりも先に心電図上にSTの変化が現れることが多い．心電図を装着することで狭心症発作を未然に防ぐことができる．

a．労作性狭心症への対応
症例16：86歳，男性（図V-20）
既往歴：狭心症．軽度の労作で狭心症発作が誘発されるが，ニトログリセリンがよく効く．

　現病歴：近くの歯科医院にて局所麻酔後，歯牙削合中に胸痛発作出現，患者は自ら持参したニトログリセリンを服用し，胸痛は治まった．総合病院での抜歯を勧められ紹介された．

　処置中および経過：入室時血圧115/66 mmHg，心拍数65回/分．自覚症状の変化に留意しながら抜歯をした．処置中の循環動態は安定しており，狭心症発作も起こらなかった．

　症例解説：歯科医院で狭心症発作を起こした症例である．発作が起きたとき主治医は動転して救急車を呼んだが，付き添いの家族が，持参のニトログリセリンを内服させ，しばらくして回復した．歯科医師にとっては狭心症に遭遇することは稀であるが，患者本人にとっては珍しくない．心筋梗塞でなければあわてる必要はなく，バイタルサインのチェック，ニトログリセリンと酸素投与を行えばよい．

　当院受診時の対応は，初診日は処置をせず，主治医への患者照会のみを行った．2度目は各種モニター下に1本のみ抜歯．本記録は3度目のものである．補綴処置は主治医にお願いした．

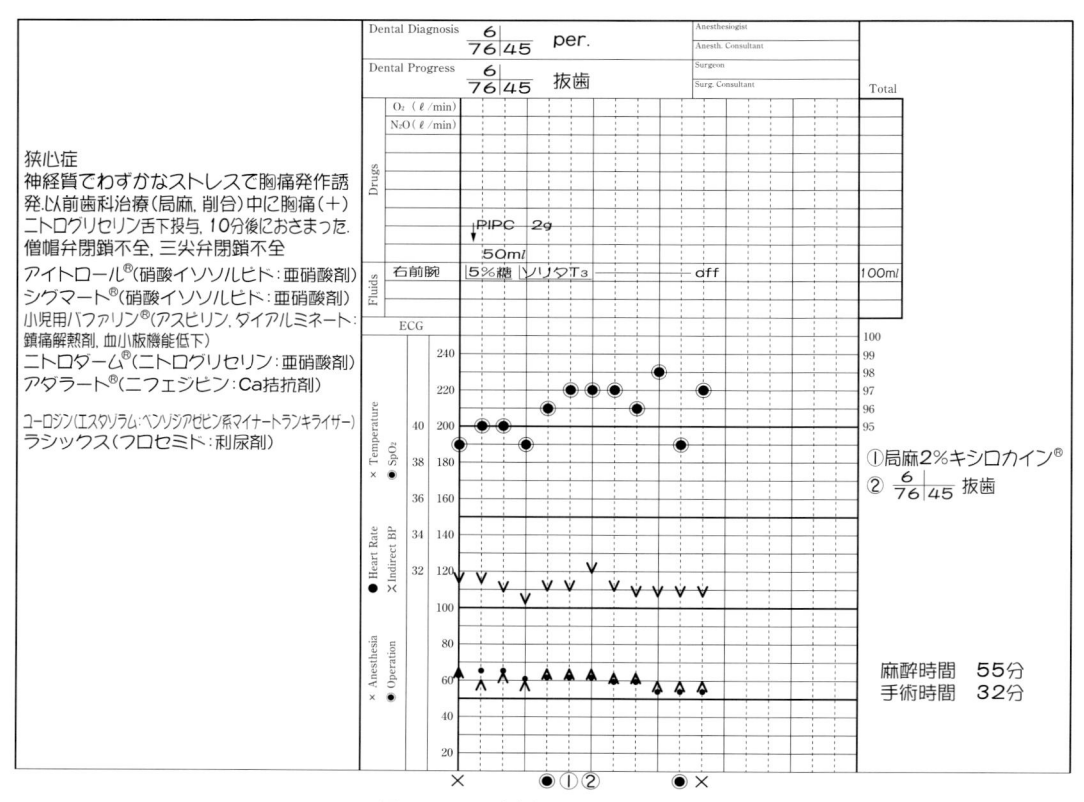

図 V-20　症例 16：86 歳，男性

b. モニタ所見から狭心症発作を防ぐことができた症例

症例17：73歳，男性（図V-21，22）

既往歴：狭心症（毎朝，起床時に胸痛発作があるが，ニトログリセリンの内服により改善する），高血圧症．

処置および経過：歯科治療開始前よりSTの低下（水平性1 mm），T波逆転を認めた．RPP（収縮期血圧×心拍数）は，184×79＝14,536だった．ミオコール®（ニトログリセリン）スプレー1回（0.3 mg）し，その5分後にST低下は回復した．その時，RPP：147×79＝11,613と低下を認めた．その後，術中のSTに変化はなく，治療終了時も虚血所見はなかった．終了時のRPP：182×78＝14,196は，術前と同様の値であったが，STの低下は認めなかった．

症例解説：入室時から血圧が高く，心電図上でSTの低下を認めたが，臨床症状はなかった．ニトログリセリンのスプレーを用いると，脈拍は変化なかったが，血圧の軽度下降とともにST低下が改善した．治療中の血圧は180 mmHgを越えることもあったが，入室時ほどにはSTの低下は認めなかった．この間，患者に自覚症状はなかった．

本症例のように，胸部症状（胸痛）に先だって心電図上にSTの変化が現れることがある．心電図を装着することで狭心症発作を未然に防げる場合もある．

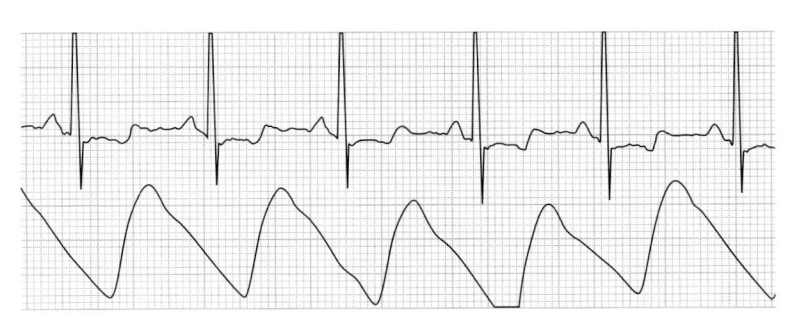

図 V-21 症例17：治療室入室時の心電図，パルスオキシメータの脈波形

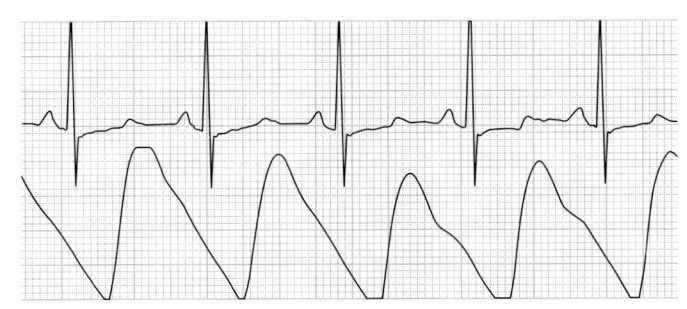

図 V-22 症例17：ニトログリセリンスプレー5分後の心電図，パルスオキシメータの脈波形

②異型狭心症への対応

症例18：66歳，女性（図V-23）

既往歴：異型狭心症．1月に1度程度胸痛発作出現．ニトログリセリン投与によって20〜30分でおさまる．糖尿病，高脂血症，結核．

処置および経過：入室時血圧170/85 mmHg，脈拍105回/分．ニトログリセリンスプレー3回（0.9 mg）にて，5分後に血圧140/81 mmHg，脈拍114回/分．表面麻酔後，局所麻酔16万分の1エピネフリン添加2％キシロカイン® 2.0 ml＋1.6 ml投与．血圧，脈拍はほとんど変化なし．治療中に局所麻酔薬を合計0.6 ml追加投与し，合計5本の抜歯を行った．処置中の循環動態は安定，心電図も変化なかった．

症例解説：冠攣縮とは，心臓の表面を走行する比較的太い冠動脈が異常に収縮して，心筋の虚血をきたした場合と定義されている．冠攣縮によって生ずる典型的な臨床症候群として異型狭心症があり，安静時に出現し心電図のST上昇を伴うことを特徴とする．

冠攣縮性狭心症の特徴として，1）発作が安静時に出現する，2）発作時に心電図上STの上昇を伴う，3）発作は夜間から早朝に出現しやすい，4）発作は過換気によって誘発される，5）発作はCa拮抗薬によって抑制されるがβ遮断薬によっては抑制されない，などがあげられる．

特に心身の過労，飲酒などが発作を誘引するため，処置の際には患者の体調を確認するとともに薬剤の服用の確認（Ca拮抗薬が有用とされるため，処置時にはいつも通りに必ず常用薬を服用するように指示をしておく）

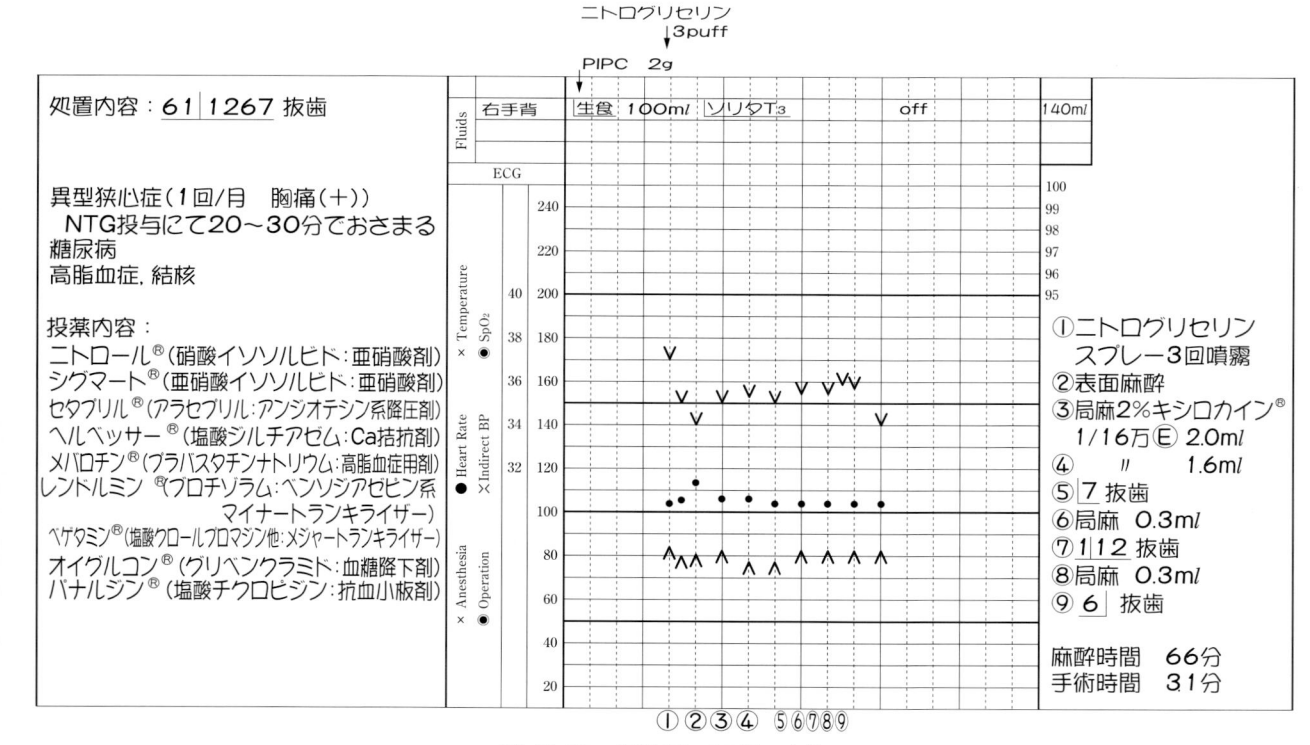

図 V-23 症例18：66歳，女性

をする．

　診療の時間帯は早朝を避けて，過度の緊張から過換気にならぬよう注意が必要である．発作時にはニトログリセリンが著効を呈する．ニトログリセリンスプレーを舌下に，あるいは錠剤（0.3 mg）を舌下に投与，溶解させる．通常2〜3分以内に効果が現れるが，発作がおさまらない，あるいは増強するときはさらにもう1回スプレー，あるいは1錠を追加投与する．

2）心室性不整脈

①歯科治療が心室性不整脈を誘発した症例

症例19：68歳，男性（図V-24, 25）

既往歴：ネフローゼ，アミロイド腎，肝硬変．

処置および経過：入室時血圧121/75 mmHg，心拍数112回/分，局所麻酔8万分の1エピネフリン含有2%キシロカイン® 1.8 ml，その直後に3段脈を生じた．血圧112/66 mmHg，心拍数103回/分だった．術中も心室性不整脈の散発を認めたが，術後には心室性不整脈は消失した．局所麻酔薬中のエピネフリンの影響と考えられた．

症例解説：洞収縮と期外収縮が1：2の割合で発生しており，これを三段脈という．局所麻酔がきっかけとなって，頻回に心室性不整脈が出現した．治療中も多発していたが，終了後消失した．

3）心不全

①予備力が低下した慢性心不全患者の循環

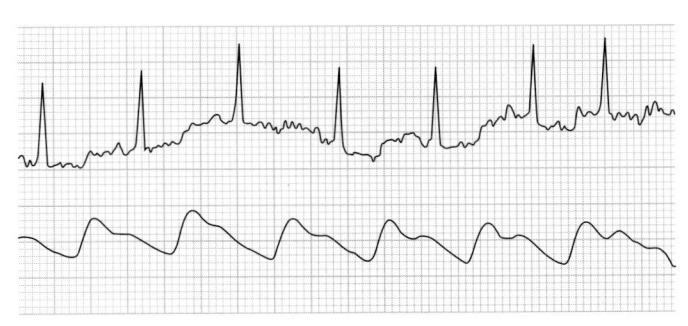

図 V-24　症例19：治療室入室時，筋電図が混入し心電図の基線の揺れを認める

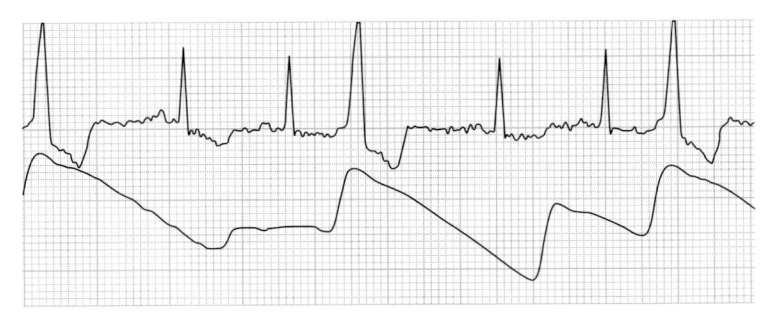

図 V-25　症例19：三段脈：治療中は消失しなかった

変動（循環変動がなくても安心できない）

症例20：58歳，男性（図V-26）

既往歴：心筋梗塞．2回/月に胸痛発作あり．糖尿病．高血圧症，糖尿病性腎症．日常生活だけで疲労感が著しい．

処置内容：抜歯，抜髄

処置および経過：入室時血圧150/78 mmHg，心拍数75回/分．「しんどい」との訴えがあり，30分間，臥床状態で様子をみるが，心拍数は75回/分と変動しなかった．表面麻酔を行い，16万分の1エピネフリン添加2％キシロカイン®にて局所麻酔．抜髄，抜歯時にも血圧は10～20 mmHgの変動であったが，心拍数は75回/分と全く変化しなかった．

症例解説：重篤な循環器疾患があるほど心血管系の予備力が低下している．しかし，重篤さに相関して循環変動が生じやすいとはいえない（コラム p.132参照）．

②慢性心不全の臨床症状（モニタだけでなく，臨床症状にも注意）

症例21：62歳，女性

既往歴：慢性心不全．僧坊弁・大動脈弁置換術後．

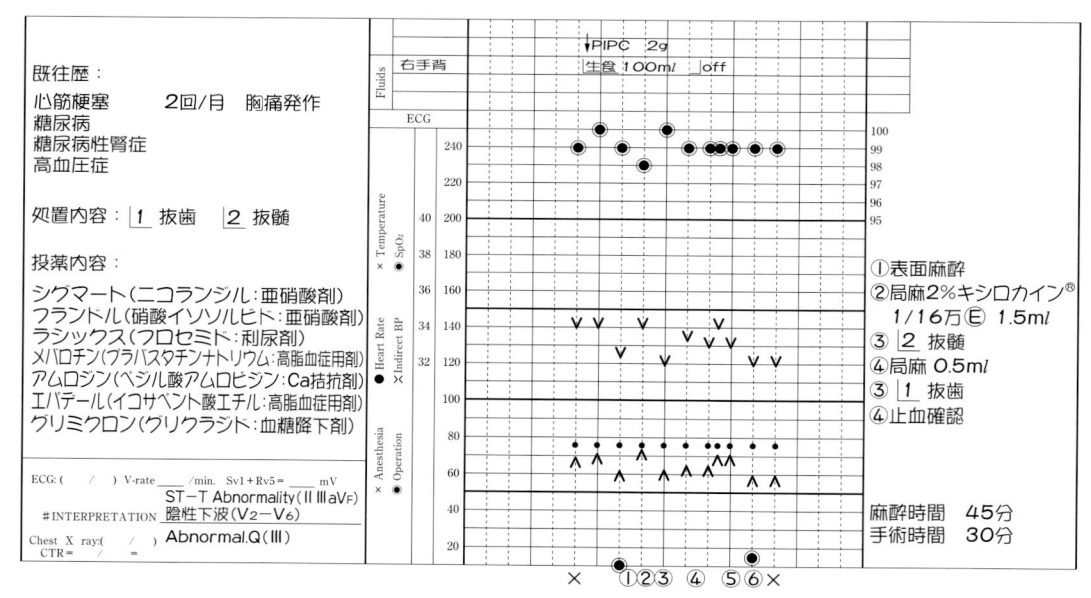

図 V-26 症例20：58歳，男性

V　モニタリングの記録

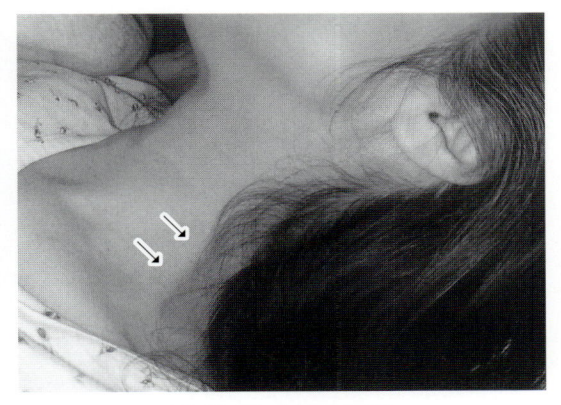

図 V-28　頸静脈怒張

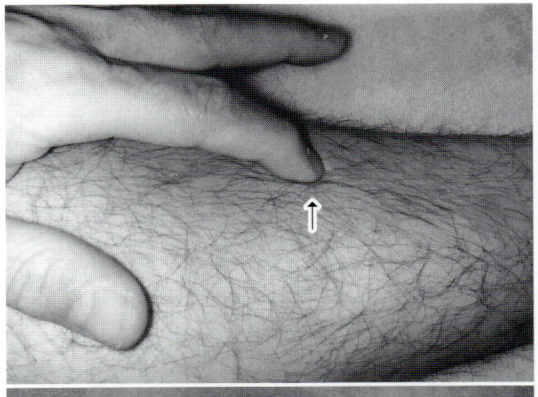

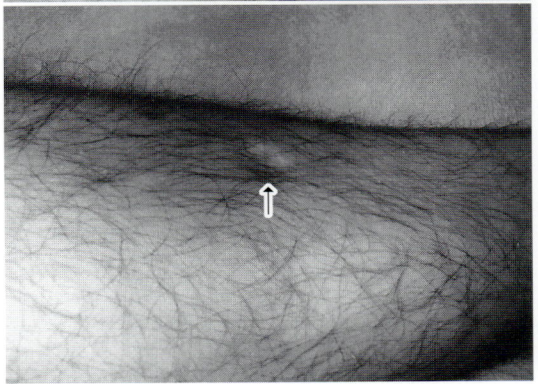

図 V-27　下肢の浮腫（圧痕）

浮腫：浮腫は細胞外液量，特に間質液量の増加した状態をいう．細胞外液の主要な組成である水分やNaClが間質に蓄積，貯留する．この量が多いと，体重増加や皮膚上から圧迫すると圧痕を残すことにより確認できる（図V-27, 28）．

心エコー所見：三尖弁逆流（＋＋＋），駆出率64％

心電図：心房細動

処置および経過：慢性心不全を有し，信号

健常心と予備力の低下した心臓

スポーツカーとクラッシックカー，急坂でアクセルを踏み込んだ場合どうなるであろうか．スポーツカーならば，アクセルの踏み込みに応じてエンジンの回転数が上がり，それに従い速度もなめらかに上昇するであろう．ところがクラッシックカーの場合はアクセルを踏み込んでも立ち上がりが悪く，回転数があがらない，逆に，容易に回転数はあがるがパワーがでないということもある．このような車でさらにアクセルを踏み込むと，エンジンがオーバーヒートしてしまうことは自明であろう．

人の場合も同様で，若い人の心臓は負荷がかかると，各臓器の酸素需要に応じて即座に心拍出量（心拍出量＝1回拍出量×心拍数）をあげることで対応することが可能であり，それに耐えうる予備力もある．逆に，心臓機能が低下した患者においては，各臓器の需要に応じて心拍出量も増加させたいのだが，カテコールアミンに対する反応が鈍くなっている．予備力に乏しいため，わずかな循環負荷でも機能不全に陥りやすい．心拍数や血圧の変動がないからといって安心だと考えるのは早計であり，むしろ，反応が過敏なものよりも予備力が低いと考えるべきである．

や電車乗車時などで急ぐと動悸あり．夜間にときどき咳こむ．病院まで急いできたとのことで動悸を訴えた．臨床症状を確認すると，下肢の浮腫，頸静脈怒張（図V-27, 28）を認めた．モニタ上は血圧156/81 mmHg，心拍数86回/分であった．臥床25分後には血圧128/68 mmHg，心拍数59回/分となり動悸も消失したため，抜歯を行った．

症例解説：入室時の血圧はさほど高値ではなく，心拍数も86回/分と異常値ではない．しかしながら本症例は，三尖弁逆流が著しく，軽度の循環負荷から三尖弁閉鎖不全→肝うっ血，腹水→右心不全→動悸という経過を，容易にたどると考えられた．臨床症状に注意を払うことが重要だと考えられる．

4） 心房細動
① 局所麻酔中に著しい頻脈を生じた心房細動の症例

症例22：58歳，女性（図V-29）

既往歴：僧帽弁置換術後．心房細動．NYHA II度．

処置内容：抜歯

処置および経過：入室時血圧165/95 mmHg，心拍数105〜120回/分．心電図上心房細動およびSTの0.3 mVの低下を認めた．緊張気味だったが，局所麻酔途中より心拍数が150回/分に急増し，患者は動悸を訴えた．鼻カニューレにて酸素4 l/分を吸入し，血管確保，点滴投与した．心拍数はさらに増加し170回/分台となった．循環器内科医師と相談し，デスラノシド（ジギラノゲン®）0.4 mgを静脈内投与した．数分後に心拍数は100回/分台になったため，処置を再開．抜歯を行ったが心拍数の増加はみられず，無事処置を終了した．

症例解説：局所麻酔後に心拍数が著しく増加した症例である．一見，上室性頻拍を思わせるがR-R感覚は不整であり，基線にf波を認めることから，持続性の頻拍性心房細動と診断した．

心房細動を有する患者では，心拍数が100〜120回/分ならば日常生活レベルと考えられるが，170台以上の心拍数が長期にわたると心不全に至る危険性がある．循環動態が安定していればベラパミル，ジルチアゼムなどの投与も考えられる．

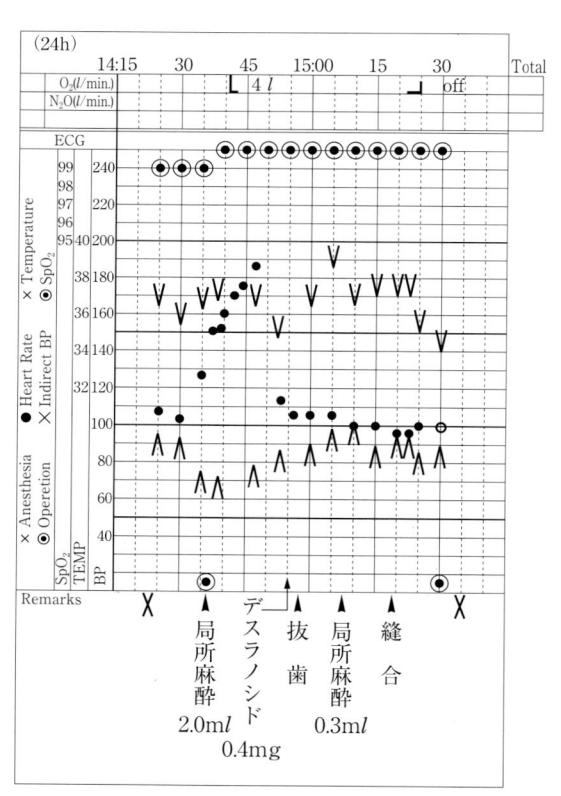

図 V-29 症例22：58歳，女性
処置内容：|6|抜歯

②浸潤麻酔後突発性心房細動を発症した症例

症例23：64歳，男性（図V-30～32）

既往歴：心筋梗塞後5年．狭心症発作はない．

処置および経過：術前より血管確保し，感染性心内膜炎予防のために抗菌剤投与を行った．治療室に入室時より I 度房室ブロックを認めた．入室時血圧 148/79 mmHg，心拍数 52 回/分．浸潤麻酔8万分の1エピネフリン含有2%キシロカイン®2 ml．麻酔時に疼痛を訴えた．血圧 150/72 mmHg，心拍数 76 回/分．その2分後に上室性不整脈の連発，その後心房細動となった．血圧 150/72 mmHg 心拍数 76 回/分．シベノール®（コハク酸シベンゾリン）1アンプル（70 mg 5 ml/1 A）をゆっくり（5分間）投与．直後に洞調律に戻った．

症例解説：コハク酸シベンゾリンは，Vaughan Williams の抗不整脈薬の分類で，クラス1Aに属する．心房筋，ヒスプルキンエ線維，心室筋への興奮電動を抑制し，これが主たる抗不整脈作用の機序である．しかし，弱いながら抗コリン作用があるので，心拍数の増加や房室電動の促進を認めることがある．

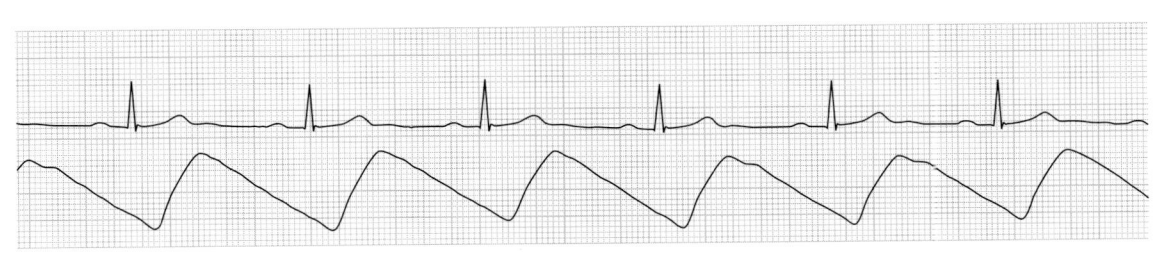

図 V-30 症例23：治療室入室時；PQ 間隔6 mm 1度房室ブロックを認める

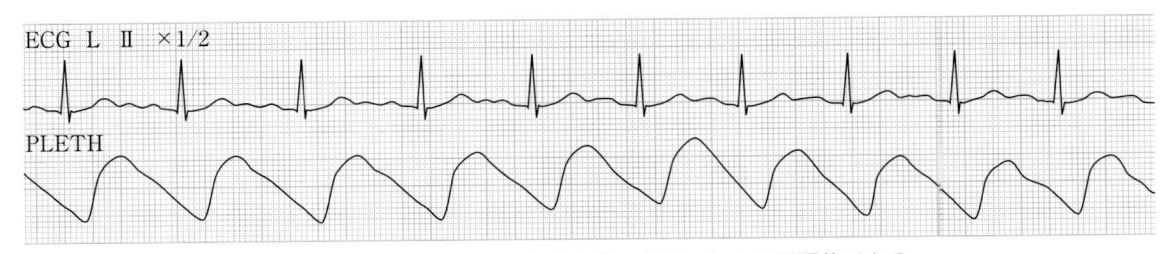

図 V-31 症例23：浸潤麻酔直後；頻脈となるが洞調律である

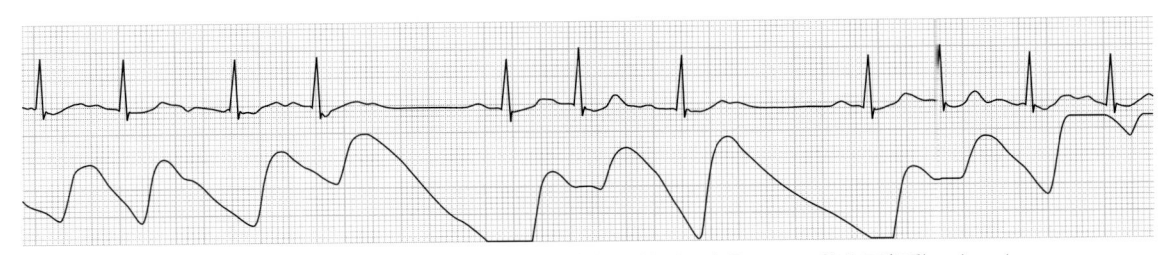

図 V-32 症例23：浸潤麻酔2分後；上室性不整脈の多発．この後心房細動となった

3 記録をとってよかった症例

1. モニタから甲状腺機能亢進症の診断にいたった症例

症例24：26歳，男性（図V-33）

既往歴：慢性肝炎

処置内容：智歯抜歯

処置および経過：智歯抜歯を予定し，モニタを装着した．入室血圧値142/87 mmHg，脈拍107回/分．局所麻酔をしたところ，血圧183/95 mmHg，脈拍115回/分と上昇した．最近体重減少を認めるとのことであり，処置を中止し内科に紹介した．甲状腺腫，頻脈，振戦などの臨床症状，FT3，FT4の高値とTSHの低下を認め，甲状腺機能亢進症（バセドウ病）と診断された．甲状腺亜全摘術が行われ，甲状腺機能の安定を待って抜歯を行った．術中の高血圧，頻脈は認めなかった．

症例解説：直感が患者の潜在疾患を探り当てた好症例である．甲状腺機能亢進症における重篤な合併症として，甲状腺クリーゼがある．これは強いストレスが加わったときにみられる甲状腺中毒症の急性増悪状態である．クリーゼに陥った場合は，著しい頻脈（120回/分以上）発汗，振戦，下痢，精神不穏状態になる．

本症例においては，このまま抜歯を行ったとしてもクリーゼが発症したかどうかは不明である．しかし，もし歯科を受診していなかったら，病気の発見は確実に遅れたであろう．モニタの値が，歯科医師にとっても患者にとっても有益な情報を提供したことになる．

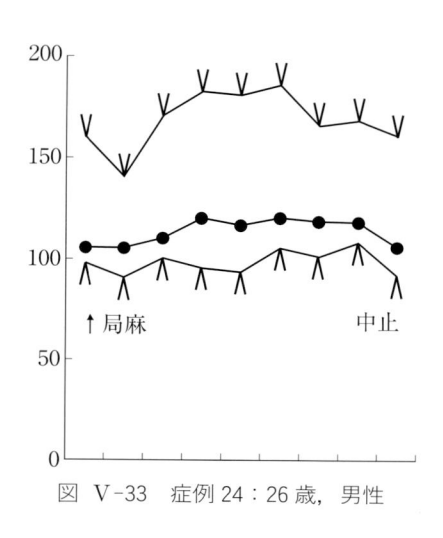

図 V-33 症例24：26歳，男性

2．経年的に不整脈が悪化し，体調悪化が予測された症例

　症例25：72歳，男性（図Ⅴ-34〜36）
　既往歴：高血圧，狭心症，脳梗塞．
　処置および経過：長期にわたり，同一施設の歯科を受診した症例である．処置内容に関係なく，心電図を含めた循環モニタがなされていた．69歳の心電図は正常洞調律だった（図Ⅴ-34）．71歳時には，QRSの幅が3mmあり，完全右脚ブロックを認める（図Ⅴ-35）．72歳時には，治療中の血圧は前2回と比較しても低めである．しかしながら，心電図上では，完全右脚ブロックだけでなく，心室性不整脈を1分間に数回以上認める（図Ⅴ-36，37）．体調変化は訴えなかったが，心電図に異常を認めたため，歯石除去およびブラッシング指導のみを行った．ところがこの治療の1週間後，脳卒中で亡くなったとの情報をあとで聞いた．

　症例解説：同一患者で継続的に循環モニタがなされ，心電図波形の変化から，対応が慎重になり功を奏した例である．脳卒中が歯科治療中に発症していた可能性もあり，貴重な資料である．

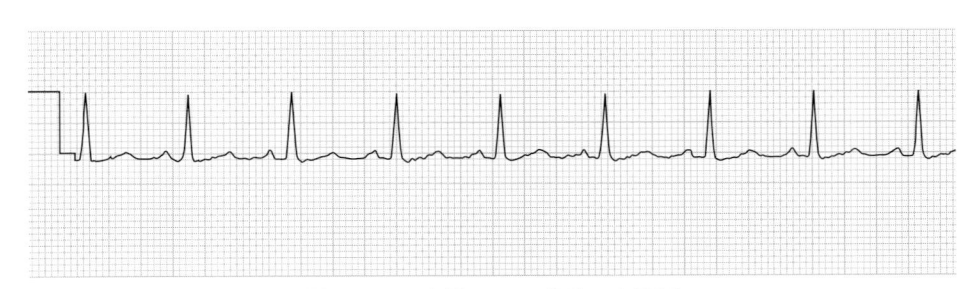

図 Ⅴ-34　症例25：69歳時の心電図

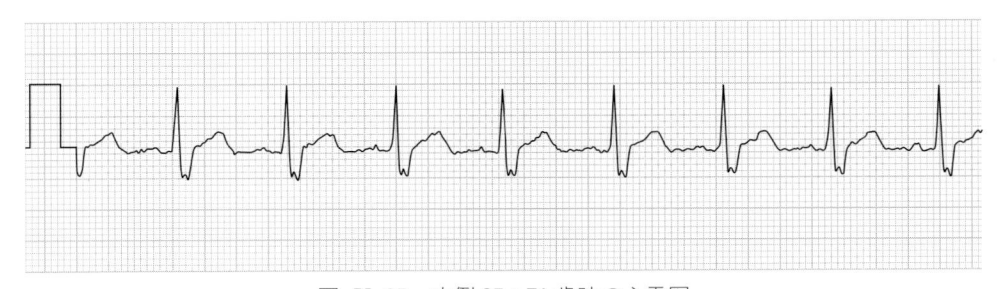

図 Ⅴ-35　症例25：71歳時の心電図

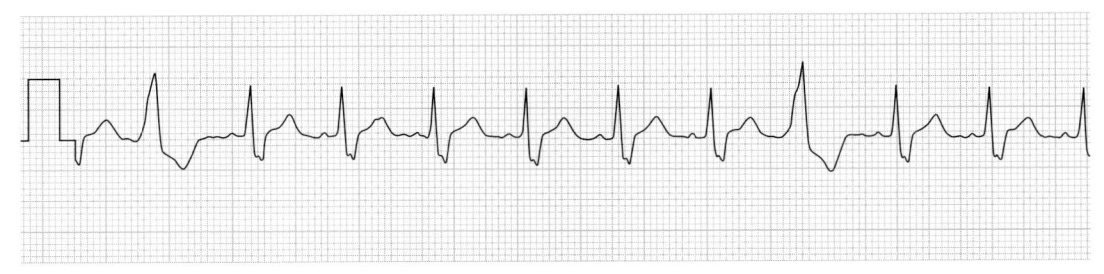

図 Ⅴ-36　症例25：72歳時の心電図

3. 治療中は何事も起こらなかったが，翌日脳梗塞を起こした症例（正確な全身状態評価と術中の麻酔記録があったため家族が納得した）

症例26：83歳，女性（図V-37）
既往歴：大動脈閉鎖不全，心筋梗塞．
処置内容：抜歯
処置および経過：動揺歯を主訴に来院，下顎前歯2本の抜歯を予定した．循環器内科医に対診，心機能は安定しており，抜歯は問題なしとの回答を得た．

後日，モニタ下に下顎前歯2本を抜歯した．血圧は術前から160/80 mmHg前後，脈拍80回/分前後，SpO_2 98％と安定していた．

翌日，脳梗塞．本院救急外来に緊急入院，5日後に死亡した．家族から抜歯が脳卒中の引き金になったのではないかと問い合わせがあった．

症例解説：本症例においては，内科主治医に対診，臨床症状，心機能，血液検査所見などの術前評価をし，術前から血管確保，感染性心内膜炎予防のため抗生剤を点滴静注し，処置中の循環変動はほとんど認めなかった（図V-37）．処置前に適切な術前評価をしていること，十分にインフォームドコンセントを行っていたこと，十分な術中管理をしていること，脳梗塞の発症時期からしてもその因果関係は考えられない，という説明をして納得していただいた．特に，処置前に内科医師に対診を行っていたこと，麻酔経過記録をお見せして確認してもらったことが，家族の理解を得るために有効であった．

既往疾患に応じたモニタとは

病院で手術がなされる場合，術前検査として，末梢血液検査，12誘導心電図，胸部Ｘ線写真などが行われるのが通例である．術中の全身管理のために，血圧，脈拍などの循環モニタがなされ，心臓疾患を併発している場合は，心電図がつけられる．白内障手術程度の侵襲の低い手術でも同様の術中管理が行われる．

となると，歯科においても心臓の悪い患者の手術に際して心電図をモニタするのが基本的な考え方であろう．もちろん，心臓病がなくても抜髄や，抜歯などの侵襲的歯科処置を行う場合は必ず自動血圧計を装着するべきであろう．

これらの患者に診療をするときの要点は，偶発症を恐れて侵襲的処置を行わないことではないし，目をつぶって，えいままよと処置を行うことでもない．適切なプロテクションをとりながら，患者にとって最もよい診療を行うことである．リスクの高い患者ばかり診ていれば，必ず偶発症，それも致死的偶発症に出くわす確率も高くなる．そのときは適切な術前評価のもとにインフォームドコンセントを行い，医療文化にみあう術中管理を行うことが重要である．そういった積み重ねが歯科診療における全身管理の基礎を作りあげ，ひいてはその限界を押し広げることになる．

Ⅴ　モニタリングの記録

ANESTHESIA RECORD

DATE HEISEI ● - 5 - 20

Dental Diagnosis	1⌐2 per.	Anesthesiologist
		Anesth. Consultant
Dental Progress	1⌐2 Ext.	Surgeon
		Surg. Consultant

T. 4. 4. 30. F

AGE 83 yo　WT　kg

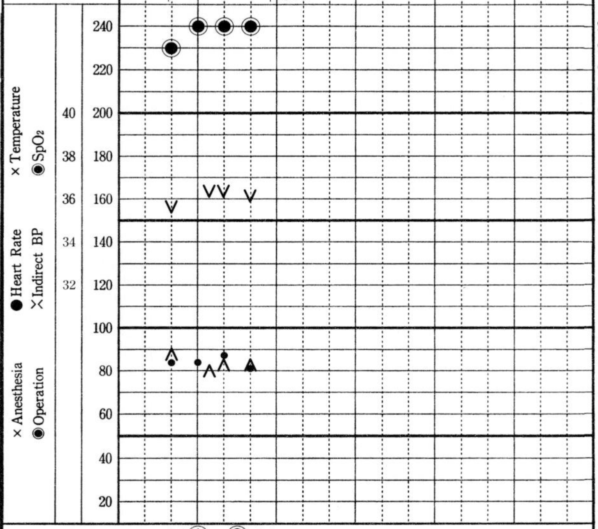

Medical Complication　ASAPS　1②3 4 5 E

僧帽弁閉鎖不全
大動脈閉鎖不全
三尖弁閉鎖不全
右房拡大(＋)
心エコー所見：
　E/A＝1.18　PHT＝90msec
　DCT＝302msec　EF 63％

Current Drugs (Dose, Rout, Time)
ジゴシン®1/2T　ロコルナール®3T　フランドルテープ®1枚
ラシックス®1/2T　SM散®1.5g　セルベックス®1.5g

Premedication (Dose, Rout, Time)
ベントシリン®1g　IV

Effect

H.9
ECG:(7 /22) V-rate 64 /min. Sv1+Rv5＝5.63 mV
　　　　Sinus Arhythmia
#INTERPRETATION　ST－T Abnormality
　　　　Left Ventricular Hypertrophy
Chest X ray:(/)
CTR＝135/21＝64.3％

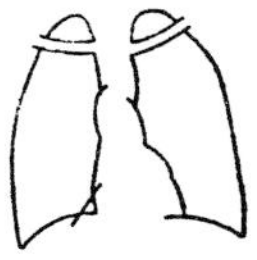

#IMPRESSION
H.10
Laboratory data (4/6)
WBC 5.5 RBC 359 Hb 11.4 Ht 33.9 PLTS 27.7
Bl. time　 ″TT　　PT 12.2 APTT 33.8
GOT 17 GPT 14 rGTP 26 chE 0 TP 7.0 Alb 40
Sug 93
BUN 18 CRN 1.0　　HCV－AB(－)
Wa(⊖　＋)　HbAg(⊖　＋)
VC＿＿％ VC＿＿＿％ FEV1.0＿＿％ FEV1.0＿＿

WBC, RBC, Hb, Ht, PLTS....H9.9/5
PT, APTT....H5.5/31

(24h) 16:15　:30　:45　　Total

Drugs: O₂ (ℓ/min.), N₂O (ℓ/min.)
ベントシリン 1g　　　　1g

Fluids: 右手首橈側　　OFF　5%TZ 50ml　ST-3 10ml

ECG　OFF

×Temperature ●SpO₂ ●Heart Rate ×Indirect BP ×Anesthesia ●Operation

Remarks ×① ② ×
①2% Xylocaine®(1/8万 E) 1.5ml 浸マ
②Ext. (1⌐2)
ノバコール®挿入

入室前よりベントシリン® 1g IV
独歩入室
術中著変なし
止血 O.K.

Aneth. Time	15min
Op. Time	5min

Post-Op Condition
reflexes (⊕ －)
answer (⊕ －)
cyanosis (＋ ⊖)
vomiting (＋ ⊖)

1206023(SK)

図 Ⅴ-37　症例 26：83歳，女性

〈付録　1〉

歯科医師の救命救急研修ガイドライン

Ⅰ．趣　　旨

　歯科医療の安全性及び質の向上を図るために，歯科医師の救命救急研修は重要であるが，研修といえども医療行為を伴う場合には，法令を遵守しながら適切に実施する必要がある．特に歯科及び歯科口腔外科疾患以外の患者に対する行為では，慎重な取扱いを期すべきである．

　本ガイドラインは，このような観点から，歯科医師の救命救急研修の在り方に関する基準，特に医科救命救急部門における研修の在り方に焦点を当てた基準を定めるものであり，二次救命処置研修と救命救急臨床研修の二段階方式とした．

Ⅱ．二次救命処置研修

　気管挿管を含む二次救命処置（*ACLS：Advanced Cardiovascular Life Support）を中心にシミュレーションによるコース研修とし，歯科医師の中でもこれを指導できる者を養成して実施する．既に卒前教育として取り入れられているシミュレーターを使用しての実技指導を，各歯科医師会単位で行われる生涯教育にも積極的に取り入れ，反復研修することによりその知識と技能を維持し，緊急事態に対応する．

【一般目標】
　歯科診療において生命や機能的予後に係わる緊急を要する病態に対して適切な対応ができる．

【到達目標】
　1）バイタルサインの把握ができる．
　2）重症度及び緊急度の把握ができる．
　3）ショックの診断と治療ができる．
　4）基本的な二次救命処置（ACLS：Advanced Cardiovascular Life Support）ができる．
　5）専門医への適切なコンサルテーションができる．

*ACLS：本研修のACLSとは，別紙Ⅰの研修水準がA項目又はB項目の二次救命処置をいう．

III．救命救急臨床研修

　歯科口腔外科や歯科麻酔科等の歯科医師で，より高度の救命救急研修を望む者が受ける臨床における救命救急の研修をいう．歯科医師免許取得者が一定期間の臨床経験を積んだ後に，救命救急センター等の医科救命救急部門で救命救急分野に関連するより高度な研修を受ける．

【一般目標】
　歯科診療において，生命や機能的予後に係わる緊急を要する病態に対して適切でより高度な対応ができる．

【到達目標】
　歯科医師の救命救急研修水準（別紙1）のA項目とB項目について，研修終了後に評価表のレベルⅡ又はⅢに到達した項目を合わせて，項目数でA項目80％以上，B項目50％以上となることが望ましい．

【研修実施要項】
1．研修施設：次の条件を満たす施設であること．
1）1人以上の研修指導医がいること．
2）研修担当管理責任者（病院長又は救命救急センター，救急部等の管理者）を定めていること．
2．研修指導医
1）研修指導医は，原則7年以上（少なくとも5年以上）の臨床経験を有する医師であること．
　　なお，研修指導医は，次の条件のいずれかを満たす医師であることが望ましい．
　(1) 中間法人日本救急医学会が認定した専門医又は指導医
　(2) 日本集中治療医学会が認定した専門医
　(3) 社団法人日本麻酔科学会が認定した専門医
2）研修指導補助医は，研修指導医を補助する医師をいい，3年以上の臨床経験を有する医師であること．
3．研修を受ける歯科医師
研修を受ける歯科医師（以下「研修歯科医師」という．）は，次の条件のいずれかを満たす歯科医師であること．
1）歯科の臨床経験を1年以上有し，歯科疾患を対象とした全身麻酔（気管内麻酔20例以上）を経験した者で，Ⅱの二次救命処置研修終了者．
2）Ⅱの二次救命処置研修でシミュレーションによるコース研修を終了し，その到達目

標の知識と技能を修得した者で，救命救急センター等の研修施設の研修担当管理責任者が，救命救急臨床研修を受けることを認めたもの．

4．研修方法

1）研修歯科医師が，歯科及び歯科口腔外科疾患以外の症例に関する医療行為に関与する場合については，別紙1に定める基準に従い，研修指導医又は研修指導補助医が必要な指導・監督を行うことにより，適正を期すこと．

2）研修実施に当たっては，5．に定める事前の知識・技能の評価結果に基づき，必要に応じて別紙1に定める基準よりも厳格な指導・監督を行うなど，患者の安全に万全を期すこと．

5．事前の知識・技能の評価

研修を開始する前に，研修担当管理責任者が研修歯科医師の全身管理，麻酔及び救急処置に関する基本的知識・技能を適切な形で評価し，その結果について記録・保存しておくこと．

6．患者の同意

当該医療機関において，歯科医師が救命救急研修を受けていることを明示し，研修歯科医師が歯科及び歯科口腔外科疾患以外の症例に関する医療行為に関与する場合には，歯科医師であることを患者，患者家族，代諾者等に伝えるとともに，原則としてその同意を得ること．

7．事後の知識・技能の評価

研修終了後に研修担当管理責任者が研修歯科医師の知識・技能を適切な形で評価し，その結果について記録・保存しておくこと．

研修水準 A〜D のカテゴリー分類

　医科救命救急部門において実施される医療行為を，以下の研修水準 A〜D のカテゴリーに分類する．
　A：研修指導医又は研修指導補助医の指導・監督下での実施が許容されるもの
　B：研修指導医又は研修指導補助医が介助する場合，実施が許容されるもの
　C：研修指導医又は研修指導補助医の行為を補助するもの
　D：見学にとどめるもの
　（注）
　・Bにいう「介助」とは，行為自体に対して行為者（研修歯科医師）の判断が加わる余地がないとは必ずしも言えない状況の下において，当該行為が実質的に機械的な作業とみなし得る程度まで管理・支配を及ぼすことをいい，常時監視を含む．
　・Cにう「補助」とは，判断を加える余地に乏しい機械的な作業を行うことをいう．

本研修水準の作成に当たり，以下に留意した．
○「歯科医師の麻酔科研修のガイドライン策定に関する研究，平成 13 年度総括研究報告書」，「国立大学附属病院卒後臨床研修必修化へ向けての指針」（平成 13 年 12 月，国立大学医学部附属病院長会議），「救急業務高度化推進委員会報告書」（平成 15 年 3 月，総務省消防庁）との整合性に配慮した．
○ただし，救急部門は麻酔科領域と比べ，患者の重症度・緊急度が高いこと，インフォームドコンセントを得難い環境にあること等を勘案した．
○研修の到達レベルとして ACLS のレベルを想定した．
○半数以上の医科救命救急部門で歯科医師が研修していたものを考慮した．

（厚生労働省医政局歯科保健課）

歯科医師の救命救急研修水準

(別紙1)

分類		研修項目	研修水準
診察	1	バイタルサインのチェック（Japan Coma Scale による意識レベルの評価を含む）	A
	2	頭頸部の視診，触診	A
	3	胸部の視診，触診，聴診，打診	A
	4	腹部の視診，触診，聴診，打診	A
	5	四肢の視診，触診	A
	6	打腱器などを用いた神経学的診察	A
	7	胸部，腹部の超音波診断	D
気道確保	1	用手気道確保	A
	2	経口エアウエイの挿入	A
	3	経鼻エアウエイの挿入	A
	4	ラリンジアルマスク（LM）の挿入	B
	5	胃管挿入	B
	6	気管挿管	B
	7	定型的気管切開	C
	8	輪状甲状間膜穿刺（あるいは切開）	B
人工呼吸・呼吸管理	1	BVM（バッグ・バルブ・マスク）による用手人工呼吸	A
	2	麻酔器，マスクによる用手人工呼吸	A
	3	気管挿管下の用手人工呼吸	A
	4	人工呼吸器の接続と設定	C
	5	呼吸理学療法	C
循環補助	1	経胸壁用手心臓マッサージ	A
	2	経胸壁自動式心臓マッサージ装着の使用	B
	3	開胸心臓マッサージ	D
	4	AED による除細動（VF/脈なし VT）	A
	5	手動による除細動（VF/脈なし VT）	B
	6	手動による同期式除細動（AF, Af, PSVT, 脈あり VT など）	D
	7	末梢静脈路確保	A
	8	内頸静脈路確保	C
	9	鎖骨下静脈路確保	C
	10	大腿静脈路確保	B
	11	胸腔穿刺	D
	12	胸腔ドレナージ	D
	13	心嚢ドレナージ	D
	14	経皮ペースメーカーの装着と使用	C
	15	経静脈ペースメーカーの挿入と使用	D
モニター等	1	非侵襲的モニターの装着および検査（SpO$_2$, ECG, 血圧計など）	A
	2	侵襲的モニターの装着および検査	C
	3	静脈採血	A
	4	動脈採血	A
	5	観血的動脈圧測定	C
	6	肺動脈カテーテル（スワンガンツカテーテル）の挿入留置	C
	7	導尿，バルーンカテーテル留置	B
	8	各種内視鏡検査*	D
	9	各種画像検査*	
薬物の使用	1	ACLS の VF/VT, PEA, 心静止のアルゴリズムで使用する薬剤の使用	A
	2	ACLS のその他のアルゴリズムで使用する薬剤の使用	C
	3	救急時に使用するその他の一般的薬剤*の使用	C
	4	医薬品全般の使用	C
輸液等	1	救命救急センター，救急部における救急輸液の実施	A
	2	輸血，血液製剤の適応判断と使用	C
	3	輸液の計画と実施	B
	4	経腸栄養の計画と実施	B
	5	経静脈栄養の計画と実施	C
その他の処置	1	創洗浄，創縫合（歯科口腔外科領域のもの）	A
	2	創洗浄，創縫合*（歯科口腔外科以外で単純なもの）	B
	3	骨折の副子固定	C
	4	減張切開	C
	5	胃洗浄	C
文書の記載・作成	1	指示簿*の記載・作成	D
	2	処方箋*の記載・作成	D
	3	診療録*の記載・作成	B
	4	説明と同意の実施と文書の記載・作成*	D
	5	死亡診断書，死体検案書*の記載・作成	D
	6	その他の診断書*の記載・作成	
その他	1	病歴や現症の聴取	B
	2	チームカンファレンスへの参加	A
	3	インフォームドコンセント	D

*歯科口腔外科領域以外のもの，研修水準 A〜D のカテゴリーは次ページに示す．

〈付録　2〉

ANESTHESIA RECORD

DATE HEISEI　　　－　　－

Dental Diagnosis	Anesthesiologist
	Anesth. Consultant
Dental Progress	Surgeon
	Surg. Consultant

(24h)

Drugs:
- O_2 (ℓ/min.)
- N_2O (ℓ/min.)

Fluids

ECG

× Temperature (40, 38, 36)
● SpO_2
● Heart Rate / × Indirect BP (34, 32)
× Anesthesia / ● Operation

AGE ___ yo   WT ___ kg

Medical Complication   ASAPS   1 2 3 4 5 E

Current Drugs (Dose, Rout, Time)

Premedication (Dose, Rout, Time)

Effect

ECG: (　/　) V-rate____ /min. Sv1+Rv5=____ mV

#INTERPRETATION_____

Chest X ray: (　/　)
CTR= 　/　 =

#IMPRESSION_____

Laboratory data (　/　)
WBC____ RBC____ Hb____ Ht____ PLTS____
Bl. time___'___" TT____ PT____ APTT____
GOT____ GPT____ rGTP____ chE____ TP____ Alb____
Sug____
BUN____ CRN____
Wa(− +) HbAg(− +)
VC____% VC____ FEV1.0____ %FEV1.0____

Remarks

Aneth. Time	Post-Op Condition
	reflexs (+ −)
Op. Time	answer (+ −)
	cyanosis (+ −)
	vomiting (+ −)

Total (100, 99, 98, 97, 96, 95)

CONTENTS

目次索引

あ

1. 意識の有無　*10*
2. 一次（開業歯科），二次（病院歯科），三次（大学附属病院）医療機関でのすみ分け　*74*

か

2. 顔色　*7*
6. カプノメータ　*67*
1. 顔貌　*7*

2. 機器のしくみ　*45*
2. 器具を用いる方法　*3*
III. 器具を用いる方法　*13*
3. 記録をとってよかった症例　*134*

2. 経年的に不整脈が悪化し，体調悪化が予測された症例　*135*
5. 経皮 Pco₂/Spo₂ モニタリングシステム　*72*
1. 血圧測定　*13*
1. 血圧とは　*13*
2. 血圧は波形でイメージ　*16*

3. 高血圧，低血圧の基準値　*17*
1. 高血圧症に対する対応　*107*
2. 呼吸　*8，12*
6. 五感で感ずる異常と対応　*9*
1. 五感を用いる方法　*2*
II. 五感を用いる方法　*4*

さ

5. 歯科的侵襲による循環変動　*121*
5. 歯科治療の侵襲度はどの程度か　*85*
2. 視診　*7*
2. 質問表　*4*
1. 疾患別モニタリングの実際　*88*
1. 疾患別リスク評価　*74*
3. 紹介先は二次医療機関か三次医療機関か　*83*
3. 触診　*7*
2. 実際の記録　*107*
2. 自動測定　*23*
4. 自動体外除細動器　*44*
3. 循環　*12*
6. 循環器疾患への対応　*125*
4. 徐脈に対する対応　*120*

2. 全身疾患の内容と歯科治療の時期　*82*
3. 全身疾患の既往歴，現病歴　*4*
5. 全身状態評価を行う意義　*9*
1. 全身状態評価，治療内容による患者の選択　*74*

3. 操作方法　*45*
4. 操作や手順を間違えたらどうなるか　*45*
5. 測定ができないとき（困ったとき）どうするか　*65*
2. 測定原理，方法　*30*
5. 測定値の異常　*36*
4. 測定値が正常範囲を逸脱していたらどうするか　*60，68*
2. 測定方法　*18*
3. 測定方法　*32*
2. 測定方法，測定原理　*48，68*

145

た●

4.正しい測定方法　34
3.正しい装着方法　55, 68

5.注意点　45
④ 聴診　8
3.治療中は何事も起こらなかったが，翌日脳梗塞を起こした症例　137

2.低血圧に対する対応　117

③ どのようなモニタリングを行うか具体的な器具，方法　88

は●

⑤ パルスオキシメータ　47

3.頻脈に対する対応　118

ま●

① 麻酔記録　104
1.麻酔記録の意義　104
2.麻酔記録のつけ方　104
3.麻酔記録の利用法　106

1.脈拍　7

1.モニタから甲状腺機能亢進症の診断にいたった症例　134
③ モニタ用心電図　29
Ⅰ.モニタリングとは　1
② モニタリングに必要な条件　1
Ⅴ.モニタリングの記録　104
Ⅳ.モニタリングの選択　74
③ モニタリングの方法　2
① 問診　4
1.問診の方法　4

や，ら●

1.用手的測定　18

4.リスク評価（外来受診患者と在宅・寝たきり患者の違い）　84

CONTENTS

索　引

あ

アダムスストークス（Adams-Stokes）症候群　79
圧脈波曲線　16
アネロイド血圧計　18,19
安静時狭心症　78
安定狭心症　78

異型狭心症への対応　128
意識の有無　10
痛み　63,64
一次救命処置　9
一酸化炭素ヘモグロビン　58

運動負荷試験　92
運動負荷心電図　92

エピネフリン　122
塩酸ニカルジピン　116

押圧　28
オシロメトリック法　23,25,26

か

外光　59
外来随時血圧　17
顔色　7
過換気症候群　124
各種労作の運動強度　85
較正　47
拡張型心筋症　79
拡張期（最低）血圧　13

下向性ST低下　95
家庭血圧　17
カプノグラフ　68
カプノメータ　67,71
観血的動脈圧測定法　16
換気運動　67
還元ヘモグロビン　50
感染性心内膜炎（IE）　82
顔貌　7

気道確保　10
脚ブロック　99
吸気基線相　69
虚血性心疾患　76,91,125
虚血性変化　33
起立性低血圧　18

頸静脈怒張　132
血圧　13
血圧低下　59,63
血管圧迫法（フィナプレス法）　23,29
血管収縮薬　63

後脛骨動脈　23
高血圧　17
高血圧緊急症　76
高血圧症　74,88,107
高血圧切迫症　76
甲状腺機能亢進症　134
高二酸化炭素血症　64,73
興奮伝導促進　31
交流障害　43
五感　2,4
呼気下降相　69

呼気上昇相　69
呼気平坦相　69
呼吸　12
呼吸回路　70
呼吸器系疾患　4
呼吸性の不整脈　36
呼吸抑制　64
呼名反応　10
コロトコフ音　18,22

さ

在宅患者の特徴　84
在宅患者のリスク評価　84
左脚ブロック　99,100
サチュレーション　52
酸化ヘモグロビン　50
酸素解離曲線　60
酸素性無呼吸　102,103

視診　7
質問表　4
質問表　5
自動血圧計　23,24
自動体外除細動器　44
シベノール®（コハク酸シベンゾリン）　133
12誘導心電図　32
自由行動下血圧　17
収縮期（最高）血圧　13
循環　12
循環器系疾患　6
障害電流　58
上向性ST低下　94
小児の呼吸器系　11
上腕動脈　20,21
触診　7
触診法　23,25
徐脈　64,120
心筋症　79
人工呼吸　10
人工呼吸と心マッサージ　11
心疾患　90
腎疾患　7

心室細動　33,44,45
心室性期外収縮　33,97
心室性不整脈　129
心室性不整脈（多源性）　98
心室性不整脈（二段脈）　97
心室性不整脈（二連発）　98
心室頻拍　44,33
心室頻脈　45
心停止　12
振動波形　23
心不全　78,130
心房細動　33,99,119,132
心房性期外収縮　33,96
心房粗動　33

水銀血圧計　18,19,22
水平性ST低下　94

正常（基準）値　60
正常心電図　90
全身状態評価　9

送気球　21
早期興奮症候群　80
造影剤　58
ソーダライム　69,71

た

体温低下　59
体外自動式除細動器　12
代謝・内分泌疾患　6
体動　57
脱分極波　30

チアノーゼ　7,48
チアノーゼ出現性先天性心疾患　82
中心静脈圧　13
聴診　8
聴診間隙　20,22
聴診法　18,25

低灌流状態　57

低血圧　*17, 117*
低酸素症　*48*
低酸素血症　*48*
低二酸化炭素血症　*73*
デスラノシド（ジギラノゲン®）　*132*
電解質異常　*31*
電気的ショック　*45*
電気メス　*58*

橈骨動脈　*20, 23*
動脈圧　*13*
動脈血酸素飽和度　*49*
突発性心房細動　*133*
ドップラー法　*23*
トノメトリ法　*23, 27, 28*
トルサード　ド　ポワン　*38*

な

2,3-DPG　*61*
ニトログリセリン（NTG）スプレー　*110*
II度房室ブロック　*100*
ニフェジピン　*112*
ニフェジピンの新しい投与法　*114*

脳血管障害　*6*
脳血流におけるオートレギュレーション機構　*113*

は

バイタルサイン　*1*
ハイポキシア　*48*
ハイポキセミア　*48*
パルスオキシメータ　*47*

非開胸式心マッサージ　*10*
非観血的血圧モニタ　*23*
鼻腔カニューレ　*68, 71*
非侵襲　*48*
肥大型心筋症　*81*
皮膚症状　*7*
貧血　*7*
頻脈　*63, 118*

不安定狭心症　*78*
フェリプレシン　*122*
浮腫　*131*
不整脈　*64, 78, 96*
プローブ　*54*

平均血圧　*16*
ペースメーカ　*40*
ペースメーカリズム　*101*
ベラパミル（ワソラン®）　*120*
弁膜症　*82*

房室ブロック　*33, 100*
訪問歯科診療　*2*
発作性上室性頻拍症　*118*

ま

マイクロフォン式血圧計　*23*
麻酔記録　*104*
マニキュア　*58*
マンシェット　*19, 21*
慢性閉塞性肺疾患（COPD）　*103*

脈圧　*13*
脈波　*51*
脈拍　*7*
脈拍数　*51*

無呼吸　*71*

メトヘモグロビン　*59*

モニタ指針　*1*
問診　*4*

ら

リバロッチ・コロトコフ法　*18*

労作性狭心症　*78*
労作性狭心症への対応　*125*

英文索引

A

Aberrant conduction　37
AED　44
ambulatory blood pressure：ABP　17
Anesthesia Record　104,105
APC：atrial premature contraction　96
arterial pressure　13
ASAの分類　9

B, C

BLS　9
Brugada症候群　40

casual blood pressure：CBP　17
central venous pressure：CVP　13

D, E

⊿波（デルタ波）　40
DCM：Dilated Cardiomyopathy　79
diastolic blood pressure　13

ε（イプシロン）　40

H

HCM：Hypertrophic Cardiomyopathy　81
hold-down pressure　28
home blood pressure：HBP　17
Hugh Jonesの分類　6

I, K

ICD（植え込み型除細動器）　43

Korotkov's sound　18

M, N

mean arterial pressure　16

New York Heart Association(NYHA)分類　6
NHYA分類　79

O, P

oscillation　23

PQRST　31
pressure pulse wave curve　16
pulse pressure　13

S, T

Saturation of arterial oxygen：SaO_2　49
Spo_2　52
ST部の低下　40
systolic blood pressure　13

T波の逆転　95

V, W

VPC：ventricular premature contraction　97

Wenckebach型　33
wideQRS　31
WPW症候群　31

執筆者一覧

大井 久美子
1972年　東京医科歯科大学歯学部卒業
1980年　東京医科歯科大学歯学部助手
1989年　長崎大学歯学部助教授
1992年　長崎大学歯学部附属病院歯科麻酔科教授
2004年　長崎大学大学院医歯薬学総合研究科教授
著書：「歯科研修医のための全身管理・麻酔マニュアル」(財)口腔保健協会（共著）
　　　「嚥下障害への対応と危機管理」(財)口腔保健協会

河合 峰雄
1982年　大阪歯科大学卒業
1982年　大阪歯科大学歯科麻酔学講座入局
1989年　神戸市立中央市民病院歯科口腔外科副医長
1996年　神戸市立中央市民病院歯科口腔外科医長
2004年　神戸市立こうべ市歯科センター所長（兼任）
著書：「歯科医師・歯科衛生士のための難病患者のベッドサイドマニュアル」永末書店（共著）
　　　「歯科における薬の使い方，2002-2005」デンタルダイヤモンド社（共著）

小谷 順一郎
1973年　大阪歯科大学卒業
1974年　名古屋大学医学部口腔外科学講座助手
1983年　大阪歯科大学歯科麻酔学講座講師
1997年　大阪歯科大学歯科麻酔学講座助教授
2002年　大阪歯科大学歯科麻酔学講座教授
著書：「歯科研修医のための全身管理・麻酔マニュアル」(財)口腔保健協会（共著）

瀬畑 宏
1974年　東京医科歯科大学歯学部卒業
1978年　東京医科歯科大学歯学部助手
1980年　東京都立豊島病院歯科
1981年　瀬畑歯科医院，東京医科歯科大学非常勤講師
著書：「これから始める障害者歯科」一世出版

深山 治久
1981年　東京医科歯科大学歯学部卒業
1986年　東京医科歯科大学歯学部附属病院歯科麻酔科助手
1998年　東京医科歯科大学歯学部附属病院歯科麻酔科講師
2000年　東京医科歯科大学大学院医歯学総合研究科麻酔・生体管理学助教授
2004年　鶴見大学歯学部歯科麻酔学講座教授
著書：「口腔外科卒後研修マニュアル」(財)口腔保健協会（分担）
　　　「医療事故防止のための安全管理体制の確立に向けて」日総研
　　　「新看護学12」医学書院（共著）

（五十音順）

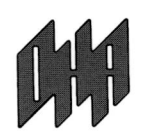

歯科医師のためのモニタリング

2004年8月20日 第1版・第1刷発行

編著　大井久美子／河合峰雄

小谷順一郎／瀬畑　宏／深山治久

発行　財団法人 口腔保健協会

〒170-0003 東京都豊島区駒込1-43-9
振替00130-6-9297　Tel. 03-3947-8301(代)
Fax. 03-3947-8073
http://www.kokuhoken.or.jp/

乱丁・落丁の際はお取り替えいたします．　　印刷・製本／明石印刷
© Kumiko Oi, et al. 2004. Printed in Japan〔検印廃止〕
ISBN 4-89605-201-3　C 3047

本書の内容を無断で複写・複製・転載すると，著作権・
出版権の侵害となることがありますのでご注意下さい．